JN029212

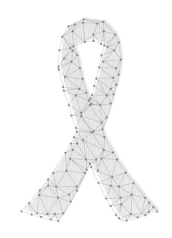

乳がん診療に活かす
やさしい
AI入門

編集

藤田広志
岐阜大学工学部 特任教授/名誉教授

著

寺本篤司
藤田医科大学医療科学部放射線学科 教授

篠原範充
岐阜医療科学大学保健科学部放射線技術学科 教授

久保田一徳
獨協医科大学埼玉医療センター放射線科 教授

中外医学社

はじめに

　医師のマンモグラフィの読影を支援しようという試みは，1967年発行の Radiology 誌における Winsberg らの研究論文に見ることができます[1]．その後，1980年半ばになってシカゴ大学の Doi 博士らがコンピュータ支援検出／診断（Computer-Aided Detection／Diagnosis，以下 CAD）を目指す本格的な研究開発を開始し，1994年にはシカゴ大学病院で臨床試験が行えるマンモグラフィ CAD の試作機が完成しています　図1 ．そして，ついに1998年に R2 Technology というベンチャー企業より，米国 FDA（食品医薬品局）の承認を得て，乳がん検出を目的とした世界初の CAD の商用機が「イメージチェッカーシステム」の名称で世に出されました　図2 ．このようなマンモグラフィ CAD システムは，米国ではついに9割を超える検診で利用されるまでに普及しましたが，種々の問題点も明らかになり，その勢いは次第に弱まってしまいました．

　このようなときに出現した教科書をも書き換えてしまうような素晴らしい技術が，AI（人工知能）におけるディープラーニング（深層学習）という技術であり，性能がさらに向上したディープラーニング利用型の新しいマンモグラフィ CAD が開発され，商用化されるようになってきました．2016年には，ディープラーニングのゴッドファーザーとも呼ばれるトロント大学の Hinton 博士が国際会議で有名なスピーチを行いました[2]．すなわち，あと5年か10年で，ディープラーニングは放射線科医の能力を凌ぐようになるであろうから，もう放射線科医の育成は止めるべきであろうと！　そして，その5年後の現在，確かにそのような AI が医師を凌ぐような研究成果も少なからず発表されるようになりました．しかしながら，大がかりな実臨床試験なども経てその有効性が広く実証され，臨床現場で医療 AI が大きく普及するに，あと少し時間を要するように思われます．そこで，いまは，第3次 AI ブームと呼ばれる昨今の AI 技術，特にディープラーニングとは何か，何ができそうか，乳がん診療に関わる医療関係者はそれらの新技術とどう向き合っていけばいいのか，まずは

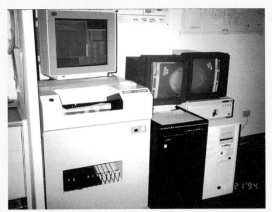

図1 シカゴ大学で開発されたマンモグラフィの CAD 臨床試験機（1994 年）
（ご提供：土井邦雄シカゴ大学名誉教授）

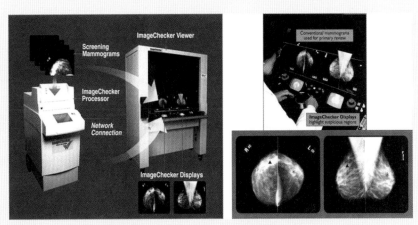

図2 米国 FDA（食品医薬品局）で 1998 年に世界初で承認された ImageChecker と
呼ばれるマンモグラフィのための CAD（コンピュータ支援検出）システム
〔旧 R2 Technology 社（現 Hologic 社）のホームページより〕

しっかり基礎から現状を学習しておくチャンスでしょう.

　そこで本書では，以下の 3 つの大きな疑問に答えるように，初学者向けに 3 部構成でほぼ半分は図表を活用して説明し，かつ左右見開きページで一つの項目が完結されるように企画されました.

- AI（Artificial Intelligence，人工知能）の第 3 次ブームの真っ最中です. 今後のわれわれの生活のあらゆる領域に，この AI が浸透しつつあります. そこでまずは AI とは何か，最低限の基礎知識を学んでおきたい，と考えると思います. 本書の「CHAPTER Ⅰ　AI 基礎」編をご覧いただければ，医療への関わりも含めて，すべてが明らかになると思います.
- 医療への AI 応用に関して，特にいまの AI を牽引する話題の「ディープラーニング（深層学習）」と呼ばれる素晴らしい技術が，その最も得意とする画像診断においてどのように使われているのかを知りたい，という疑問については，「CHAPTER Ⅱ　AI 医療応用」編をご覧いただければ，すべて納得いただけるでしょう.
- 乳がん検査・診療画像への AI 応用はいまどこまで進んでいるのか，その将来はどうなって行くのかなど気になりますが，それは「CHAPTER Ⅲ　AI 乳房画像応用」編をご覧いただければ，解決されるでしょう.

　本書を読み終える頃には，あなたは乳がん検査・画像診断における医療 AI のエキスパートになっているでしょう.

　最後に，本書の企画，出版にあたり多大なご尽力をいただきました中外医学社の鈴木様はじめ，関係者の皆様に深く感謝いたします.

　　　　2021 年 12 月

編者記す

【参考文献】
1) Winsberg, et al. Radiology. 1967; 89(2): 211–215.
2) https://www.youtube.com/watch?v=2HMPRXstSvQ&t=29s

乳がん診療に活かす やさしい AI 入門　目次

CHAPTER Ⅱ AI 医療応用 ················· 〈篠原範充〉 45

CHAPTER Ⅲ　AI 乳房画像応用 …………………………〈久保田一徳〉 85

CHAPTER I

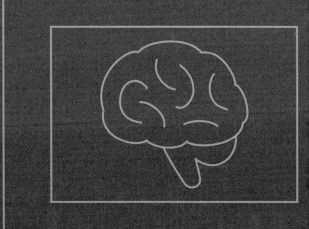

AI基礎

寺本篤司

情報ネットワークの普及と進化

Summary

1. インターネットが普及し，光通信や 5G などの高速通信があらゆるシーンで利用可能になった.
2. パソコン，スマートフォン，家電などあらゆるものがインターネットにつながり（IoT），情報集約や解析が可能になった.
3. IoT によって新たな価値が創成され，社会構造の変化が起きている（Society 5.0）.
4. 人工知能技術も情報ネットワーク技術とともに進化している.

1990 年代に登場したインターネットは，パソコンの高性能化や Windows などのソフトウエアの整備，スマートフォンの普及と共に広く利用されるようになりました 図1-1 ．その普及率は 2021 年現在で約 9 割に達し，日常生活で欠かすことができないライフラインの一つとなっています．最近は光ファイバーによる高速ネットワークや，5G 回線による高速無線通信も実用化され，どこでも高速かつ大量のデータ送受信ができるようになりました．

そして，身の回りのあらゆるもの（家電品や自動車など）がインターネットでつながる IoT（Internet of Things）技術も発達し，つながったものから得た情報を集約したり，我々が自由に周囲のものをコントロールしたりできる技術・製品が多く登場しています 図1-2 ．

これまでの情報社会では，知識や情報の利用はある限られた範囲のみで利用されているにすぎませんでしたが，IoT によって様々な人とモノがつながることで情報利活用が促進し，これまでにない新たな社会構造が構築されていくといわれています．このような，情報基盤に基づき豊かな生活を送るための人間中心の社会を Society 5.0 と呼んでおり 図1-3 ，狩猟社会（Society 1.0），農耕社会（Society 2.0），工業社会（Society 3.0），情報社会（Society 4.0）に続いて新たな社会を指すものとして，2016 年に「第 5 期科学技術基本計画」において日本が目指すべき未来社会の姿が示されました．

本書で扱う人工知能（Artificial Intelligence: AI）は，大量の画像データ解析によって高い性能を得ることができるため，データを高速にやりとりできるネットワーク技術とともに進化しているといえます．

JCOPY 498-16024

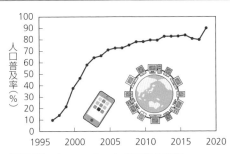

図 1-1 インターネット普及率の推移

インターネット普及率は 89.8%（2019 年）に達しており，社会インフラとして広く普及している．

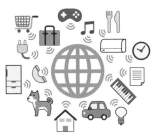

図 1-2 IoT（Internet of Things）

パソコンに限らず，家電製品や車など，あらゆるものがインターネット接続され，有機的に動作する．

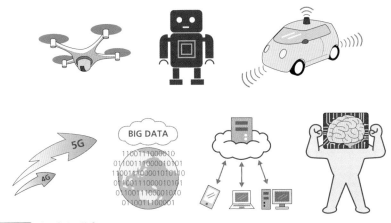

図 1-3 Society 5.0

インターネットによる仮想空間（サイバー空間）と現実の空間（フィジカル空間）を融合させ，これまで解決できなかった諸問題を解決できる未来社会の姿．

　私達の生活は，キャッシュレス，ドローンやロボット，自動運転自動車などの登場によってさらに便利になり，テレワークの推進などで働き方も変化しています．行政や産業，教育，医療なども効率化し，我々の住まいや暮らし方も変化していくでしょう．

　これらの取り組みにおいては，基盤技術となる情報ネットワーク，クラウドによるビッグデータの蓄積，そして AI や統計解析などのデータサイエンス技術を確立することはもちろんですが，それらを利用する私達にも高度な知識が求められます．本書では罹患者が多く社会問題となっている乳がんの診断や治療を支援するための AI 技術に注目し，要素技術や応用技術について解説していきます．

2 ビッグデータとデータサイエンス

Summary

1. ビッグデータとは，巨大で複雑なデータの集まりを指す．量が多いだけでなく，多様性がありデータの生成・更新速度が速いものを指す．
2. 巨大 IT 企業や SNS によって，インターネット上でビッグデータが容易に蓄積されるようになった．
3. データサイエンスとは，大量のデータから有益な知見を導き出すことを指す．
4. データサイエンスは統計学や情報科学，数学，機械学習等から成り立っており，ビッグデータを正しく取り扱うために必要不可欠な学問である．

　最近よく耳にする「**ビッグデータ**」という言葉ですが，具体的にはどのようなデータを指すのでしょうか．ビッグデータは 3 つの V: Volume（ボリューム，データ量），Variety（バラエティ，データの多様性），Velocity（ベロシティ，データ生成・更新速度）が極めて高いデータを指しています．

　コンピュータでデータ処理する際，ハードウエアの能力には限りがあるため，一度に取り扱えるデータ量にも限界があります．ビッグデータとは，一般的なコンピュータやソフトウエアでは扱うことが困難なほど膨大なデータの集合を指します 図1-4 ．これは収集時のデータ量のみで定義されるものではなく，音声，画像や数値データなど多様な形式のデータを扱う場合や，データが極めて短い時間に更新，生成されていくようなデータもビッグデータと定義しています．

　ビッグデータはインターネットなどのインフラが整備され，収集スピードが一気に加速しました．それを牽引しているのが GAFA と呼ばれる巨大 IT 企業です．**GAFA** は米国西海岸（シリコンバレー）に本社を構える Google，Apple，Facebook や Amazon はそれぞれの頭文字を取ったものです．これらの企業はインターネット上で様々な情報サービスを提供するためのインフラを提供しており，「IT プラットフォーマー」と呼ばれる巨大な IT 企業となりました．

　GAFA は多くが無償で情報サービスを提供する代わりに，利用者の情報を収集しています．それによってこれらの企業には莫大な文字データ，画像データ，行動に関するビッグデータが蓄積されています．そして，ビッグデータを活用した様々な**人工知能（AI）**技術や情報サービスを次々と生み出し，我々の生活に大きな変革をもたらしています．

JCOPY　498-16024

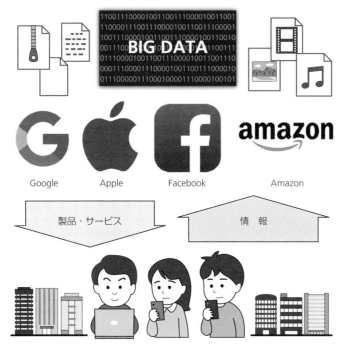

図 1-4

我々のインターネット利用を通じて文字や画像データ等のビッグデータが蓄えられます．それらを GAFA などの巨大 IT 企業が利用し，新たなマーケットの創生や，ユーザーのニーズにあったサービス提供が行われています．医療分野においても患者の血液検査や心電図，胸部 X 線画像，マンモグラフィ，CT，MR 画像などが大量に収集されるため，これらは医療ビッグデータといえ，それらをデータサイエンスの技術で利活用し，より良い医療の実現が望まれています．

これをデジタル変革（Digital Transformation: DX）と呼んでいます．

　ビッグデータは従来のデータ分析法では処理しきれないほどのデータ量があります．**データサイエンス**は，統計学や情報科学，数学，機械学習などの様々な技術を駆使することで，ビッグデータのように大量かつ多様なデータから有益な知見を導き出すための学問を指します．我が国では，文系・理系を問わず大学・高専生を対象にデータサイエンスに関する初級レベルの技術を習得させるためのカリキュラムを施行予定であり，今後データサイエンスは社会活動を行ううえで必須の知識となっていくでしょう．

1 ハードウエアの進歩

Summary

1. AI の計算を支えるコンピュータは「ムーアの法則」によって 2 年で 2 倍のペースで性能向上している.
2. コンピュータグラフィックスのために利用されていた GPU が一般の計算にも利用できるようになり, AI の計算速度を数十倍に引き上げた.
3. コンピュータの性能向上によってビッグデータを現実的な処理速度で取り扱えるようになった.

　現在の AI ブームを支えているのがコンピュータのハードウエア技術です. 私たちが現在使用している汎用的なコンピュータは 1946 年にアメリカのペンシルバニア大学で開発されたエニアックです 図2-1 . 当時は軍事や科学技術計算などの限られた用途でしか利用されていませんでしたが, 1980 年代になると家庭用コンピュータが多数販売されるようになりました. その性能は「**ムーアの法則**」によって, およそ 2 年に 2 倍向上するといわれています. これはインテル創設者の一人であるゴードン・ムーアにより提唱された法則です. すなわち, 20 年で 1000 倍ほどコンピュータは性能向上しており, 身の回りにある科学技術の中で最も技術革新が進んでいる分野といえるでしょう.

　コンピュータで演算を行うのは中央演算装置（Central Processing Unit: CPU）です. **CPU** はコンピュータ全体の制御を行うほか, 整数や小数の数値演算を行います. 最近では一つの部品の中に CPU の演算部分（コア）を複数個搭載した「マルチコア CPU」が主流となっており, 多数の計算を同時に行うことができるようになりました.

　さらに, 現在のコンピュータには 3 次元のコンピュータグラフィックスを表示させるために **GPU**（Graphics Processing Unit）が搭載されています. この GPU は CPU ほど複雑な計算はできませんが, 積和などの簡単な演算を同時に数百～数千回実行することができる能力を持っています 図2-2 . そこで, GPU を人工知能などの科学技術計算にも利用できるように工夫がなされました. AI のアルゴリズムの多くは単純な積和演算を行うため, GPU との相性も良好です. GPU を利用することで, CPU では何日もかかっていた演算を数時間で完了させることができ, AI の研究開発のサイクルも早くなりました.

JCOPY 498-16024

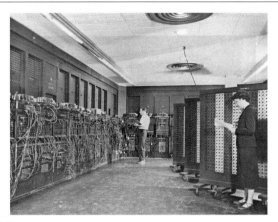

図 2-1 ENIAC

17500 本の真空管を使った総重量 28 トンの巨大な計算機で，1 秒間に 5000 回の加算を行うことができました．

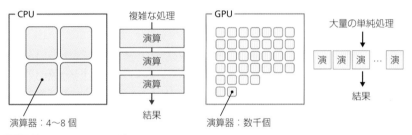

図 2-2 CPU と GPU の違い

CPU は複雑な計算を順番にこなすのに長けているが，同時に多くの計算はできません．一方，GPU は簡単な命令（掛け算や足し算）を数千回同時に行うことができます．AI の演算は単純な計算の繰り返しが多いため，GPU は AI の演算に適しています．

　ハードウエアの進化の度合いは人間の知能の向上よりもペースが早いため，いずれ追いつかれ，追い越される可能性があります．多くの研究者が，2030 年ごろに人間とコンピュータが同等レベルになり，2045 年ごろにはコンピュータが全人類よりも高い能力を持つと予想しています．レイ・カーツワイル氏は，2005 年に発行した「The Singularity Is Near: When Humans Transcend Biology」において，いくつかの技術革新が融合することで，私たちが住む社会が根本から大きく変化すると予測し，それを「シンギュラリティ（特異点)」と名付けました．

2 ソフトウエア環境の整備

Summary

1. AI は汎用性の高い技術のため，汎用の AI 用ソフトウエアが多数開発された.
2. Google，Facebook などが AI のためのソフトウエア群を公開し，無料で使えるようにした.
3. AI 研究者はこれらのソフトウエアを利用しながらオリジナルの AI を開発，論文とともにインターネットに公開することが主流になっている.
4. プログラミングが不要で，処理ブロックを並べるだけで AI を開発できるツールも登場している.

　現在の AI ブームが来るまでは，コンピュータによる情報処理のアルゴリズムは分野毎に細分化されていました．そのため処理用のソフトウエアを分野毎に開発する必要があり，非常に大きな労力を割いていました．

　一方，AI は汎用的な技術であり，処理対象が違っても計算方法はそれほど大きく変わりません．そこで，汎用的に利用できる AI のソフトウエアライブラリ（**フレームワーク**と呼ばれる）が多数登場しました．Google の Tensorflow や Facebook が開発した PyTorch など GAFA が提供するソフトウエアが有名です．日本でも 2015 年に Preferred Networks が開発した Chainer はディープラーニングの普及にも大きく貢献し，先進的な構造を採用していたため，後発の AI ソフトウエアにも大きな影響を与えています．現在リリースされている主な AI 用ソフトウエアを右の 表2-1 に示します．

　また，AI を研究する研究者は，国際学会発表や論文の公開とともに **GitHub** などのソフトウエア公開サイトにて，自身が開発した AI モデルやデータをセットで公開することが増えました．昔は論文の内容を再現するためにプログラム開発やデータ準備が必要でしたが，公開されているプログラムやデータを自分のコンピュータにダウンロードし，すぐに最新の AI モデルを試すことができるようになりました．

　さらに，プログラミングが不要な AI ソフトウエアも登場しています．例えば，SONY がリリースしている **Neural Network Console** 図2-3 は AI の処理ブロックを繋いでいくだけで所望の処理を実行できるようになっています．複雑なプログラミングを必要としないソフトウエアは，情報処理を専門としない医療系研究者が AI 研究を行う際の救世主ともいえるでしょう．

JCOPY 498-16024

表 2-1 AI 用ソフトウエアライブラリ（フレームワーク）

ソフト名	提供元	有償・無償
Tensorflow	Google	無償
PyTorch	Facebook	無償
Chainer	Preferred Networks	無償
MATLAB	MathWorks	有償
NNabla Neural Network Console	SONY	無償

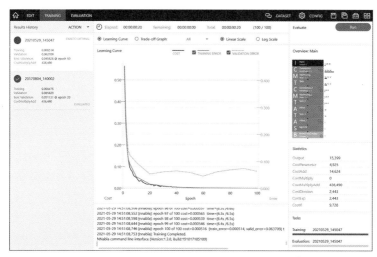

図 2-3 Neural Network Console（https://dl.sony.com/ja/）[3]

ディープラーニングでよく利用する処理は多くの研究グループや企業がソフトウエアライブラリにまとめ，インターネットで公開しています．これらの利用法やトラブルシューティングに関する情報はインターネットの掲示板や書籍から容易に入手でき，ディープラーニング技術の研究開発が急速に進みました．また，SONY が無償で提供している Neural Network Console は，複雑なプログラミングが不要で，AI の処理ブロックをマウスで繋げていくだけで処理が行えます（**図 2-3** 右）．学習の様子は，**図 2-3** 中央のようにグラフで表されるので挙動を容易に把握することができます．医療分野でも，このようなツールの登場によって AI に携わる研究者は増えてきています．

＜Neural Network Console の参考図書＞
- 足立　悠. ソニー開発の Neural Network Console 入門. リックテレコム; 2018.
- 藤田広志, 監修. 福岡大輔, 編. 2020-2021 年版　医用画像のためのディープラーニング　一入門編一. オーム社; 2020.

1 AI の 定 義

Summary

1. 「人工知能（AI）」という言葉は 1956 年にアメリカで開催されたダートマス会議で，ジョンマッカーシーによって初めて使われた．
2. AI は，広義には人間が行っている知的な活動の一部をコンピュータで再現する技術を指す．
3. しかし，どういう技術が AI であるのか，専門家の間でも意見が分かれている．単純な判断を行うプログラムを AI と呼ぶこともできるし，脳を完全にシミュレートしなければ AI ではないという意見もある．

　現在，あらゆる場面で「人工知能（AI）」という言葉を耳にします．市場には「人工知能による……」や「AI を搭載した……」などのキャッチフレーズを持つ製品やソフトウエアが矢継ぎ早に登場し，我々の日常生活の中でも意識することなくそれらを利用するようになりました．この AI という言葉はいつ誕生したのでしょうか．AI という言葉が初めて登場したのは，1956 年にアメリカのダートマスで開催された**「ダートマス会議」**と呼ばれる国際会議でした．アメリカの AI 研究者であるジョンマッカーシーが開催し，会議の提案書の中に AI という言葉を使ったのです．そして，言葉が生まれただけではなく，このダートマス会議には，後に AI 研究において極めて重要な役割を果たす多くの研究者が参加しており，現在の AI に欠かせない技術についても議論がなされました 図3-1 ．

　それでは AI はどのようなものを指すのでしょうか．これには明確な定義はなく，AI を専門とする研究者の間でも解釈は異なります．国内の著名な研究者の AI の定義を右の 表3-1 に示します．単純な判断を行うプログラムであっても AI と呼ぶことができるという専門家もいれば，脳を完全にシミュレートしなければ AI とはいえないという意見もあります．しかし，意見を集約すると，「AI は人間が行っている知的な活動（の一部）をコンピュータで再現する技術」と解釈すれば間違いなさそうです．

JCOPY 498-16024

1956 Dartmouth Conference: The Founding Fathers of AI

John MacCarthy

Marvin Minsky

Claude Shannon

Ray Solomonoff

Alan Newell

Herbert Simon

Arthur Samuel

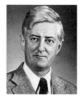
Oliver Selfridge

Nathaniel Rochester

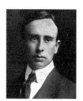
Trenchard More

図 3-1 ダートマス会議に参加した研究者たち

ダートマス会議は 1956 年の 7 月から 8 月にかけて行われました．のちに AI 研究で活躍した多くの研究者がこの会議に参加していました．
(https://www.scienceabc.com/innovation/what-is-artificial-intelligence.html)[4]

表 3-1 国内の AI 研究者が考える AI の定義

松尾　豊	東京大学	人工的に作られた人間のような知能，ないしはそれを作る技術
山口高平	慶應義塾大学	人の知的な振る舞いを模倣・支援・超越するための構成的システム
長尾　誠	京都大学	人間の頭脳活動を極限までシミュレートするシステムである
栗原　聡	電気通信大学	人工的につくられる知能であるが，その知能のレベルは人を超えているものを想像している
西田豊明	京都大学	「知能を持つメカ」ないしは「心を持つメカ」である
中島秀之	公立はこだて未来大学	人工的に作られた知能を持つ実態．あるいはそれを作ろうとすることによって知能自体を研究する分野である
浅田　稔	大阪大学	知能の定義が明確でないので，人工知能を明確に定義できない

AI の明確な定義はまだ確立しておらず，国内の AI 研究者だけをみても様々な解釈があります．
（松尾　豊．人工知能は人間を超えるか．KADOKAWA; 2015[5] より一部抜粋）

2 AI の 分 類

Summary

1. AI はその振る舞いを元に汎用 AI と特化型 AI に分けられ，内部の複雑さに基づき強い AI と弱い AI に分けられる.
2. AI は，人間が行っている知的な活動をコンピュータで再現する技術の総称である.
3. 機械学習は，人間が自然に持っている学習能力と同様の機能をコンピュータで実現しようとする AI 技術である.
4. 人工ニューラルネットワークは，脳の神経系にみられるニューロンの働きを模擬的に実現しようとする数学的モデルを指す.
5. ディープラーニングは，人工ニューラルネットワークをさらに複雑化，高度化させることで処理能力を向上させた技術を指す.

　AI はその働きから，図 3-2 のように汎用 AI と特化型 AI に分類することができます.汎用 AI は特に人間が具体的に指示を与えなくても様々な思考・検討を行うことができ，予め想定していない，初めて直面する状況においても正しく処理できる AI を指します.一方，特化型 AI は予め想定された特定の対象・範囲において，正しく処理できるよう作られた AI を指します.現在実用化されている AI 技術はすべて特化型 AI であり，掃除ロボットや快適な空調を行うエアコン，機械翻訳などが該当します.今後は開発された多くの特化型 AI を統合し協調動作させることで，汎用 AI へと近づいていくでしょう.

　前項で説明した AI に関する技術として，**機械学習**，**人工ニューラルネットワーク**，**ディープラーニング**などがあります.これらの関係は右の 図 3-3 のようになります.AI は前項で述べたとおり人間が行っている知的な活動をコンピュータで再現する技術の総称となります.そして機械学習は AI の概念の内側にあり，人間が自然に持っている学習能力と同様の機能をコンピュータで実現しようとする AI 技術であり，現在の AI 技術の中心的存在です.機械学習を実現する主な手法として，線形判別分析やサポートベクタマシン，ランダムフォレスト，そして脳の神経系にみられるニューロンの働きを模擬的に表現した人工ニューラルネットワークなどがあります.そして，人工ニューラルネットワークをさらに複雑化させた技術をディープラーニングや**深層学習**と呼んでいます.

JCOPY 498-16024

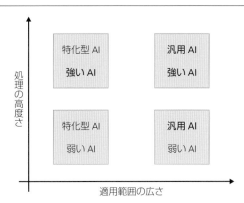

図3-2 汎用AI・特化型AIと強いAI・弱いAI

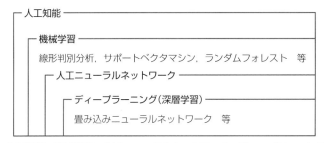

図3-3 人工知能，機械学習，人工ニューラルネットワーク，ディープラーニングの概念図

AIは適用範囲の広さに基づき，特定の分野で能力を発揮できる特化型AIと，人間のように幅広い対象に対して処理できる汎用AIに分られます．また，処理の高度さに基づいた分類方法もあります．処理が単純で，与えた情報以上のことができないAIを弱いAI，ディープラーニングのように大量のデータで学習し，高度な判断ができるAIを強いAIと呼んでいます．特化型AIについては，画像診断のように特定の目的を達成すれば良い場合において実用性が高く，ディープラーニングの導入により特化型の強いAIが登場しています．一方で，汎用AIについては全ての処理を高度にこなすことは難しく，まだ弱いAIしか実現できていませんが，**図3-3** に示したディープラーニングの技術が進歩し，ビッグデータを有効に活用できるようになれば，強いAIになる可能性は多いにあります．それが実現したときには，AIが人間と対等あるいはそれ以上の能力を発揮することになるでしょう．

3 AIの歴史

Summary

1. AIは過去に2回のブームと冬の時代を経験しており，3回目のブームが到来した．

2. 第1次AIブーム（1950年代）：人工知能AIという言葉が生まれ，コンピュータによる推論や探索に関する研究が進んだ．

3. 第2次AIブーム（1980年代）：コンピュータに知識を詰め込む「エキスパートシステム」や脳のはたらきを模倣する人工ニューラルネットワークが登場した．

4. 第3次AIブーム（2010年代）：ビッグデータを用いてAIが自らデータ処理手法を学ぶ機械学習が注目され，ディープラーニング技術が登場した．

AIはこれまでに「ブーム（春の時代）」と「冬の時代」を2回繰り返してきました 図3-4 ．それぞれで新たな取り組みがなされ注目が集まりましたが，限界が示されると過度な期待は失望に変わり，ブームは急速に冷めていきました．

1回目の **AIブーム**は，1950年代にありました．ちょうどそのころ汎用コンピュータが登場し，迷路を解くことや数学の証明を行うことなど，人間がこれまで行わなければ解けなかった問題がコンピュータでも解けることが示され，ブームとなりました．しかし，与えられた簡単な課題は解けても複雑な現実の問題は解けないことがわかり，一気にブームは冷めていきました．

2回目のAIブームは1980年代でした．何か特定の事柄に関する判断を行うために，その道の専門家の知識をコンピュータに詰め込めば賢く実用的なAIが作れるという発想で，エキスパートシステム（26頁，I-5-②参照）と呼ばれるシステムが多く開発されました．また，このころに第3次AIブームで開花した人工ニューラルネットワークが登場しました．しかし知識を大量に蓄積することや，データを現実的な時間で処理することが当時のコンピュータでは難しかったため，またもや冬の時代に戻ってしまいました．

そして，2010年代から始まった第3次AIブームでは，前述したビッグデータ，高性能コンピュータを活かした機械学習技術が登場し，それが極めて高い処理性能を示すことがわかったため，熱狂的なブームが続いています．特に第3次ブームでは知識を人間が詰め込むのではなく，多くのデータから特徴を自動的に取り出すことができるディー

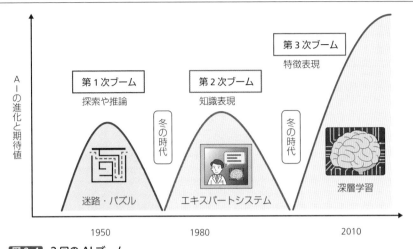

図 3-4 3 回の AI ブーム

AI は，2 回のブームを経て，現在最も大きなブームを迎えています．その要因として，

　①コンピュータの性能が高まったこと，

　②多くのデータが容易に収集できるようになったこと，

　③人工知能技術が改良され高度化したこと，

があげられます．3 回目の AI ブームで，もし期待はずれの性能しか得られなければまた冬の時代を迎えることは必至です．しかし，人工知能技術を搭載した技術が我々の生活にも浸透してきており身近な存在になっていることから，永遠の春が訪れたといっても過言ではないでしょう．

プラーニング技術が多数登場し，応用範囲も広がっています．第 1 次，第 2 次 AI ブームでは期待したほどの能力が発揮できず冬の時代を迎えましたが，今回の AI ブームでは技術が実用レベルに達し社会に浸透し始めていることから，AI 研究者の間では永遠の春が訪れたのではないかと考えられています．

1 生体ニューロンとそのモデル化

Summary

1. 大脳に数百億個存在する生体ニューロンは，他の細胞から受けた刺激が一定値を超えると発火状態となり電気信号を出力する．
2. 生体ニューロン間の接続はシナプスによって行われ，その結合の強さの大小で伝達される量が変化する．
3. 人工ニューロンは複数の入力と重みの積和と活性化関数を用いて生体ニューロンの働きを再現する．

生体ニューロン

　大脳には**生体ニューロン**と呼ばれる神経細胞が数百億個存在しています．生体ニューロンは細胞体から樹状突起と軸索が伸びていて，ニューロン同士はシナプスにてつながっています 図4-1 ．

　ニューロンの細胞体のまわりに存在する樹状突起へ，他のニューロンから来た電気信号が入力されます．その入力された信号の総和がある値よりも大きくなると，そのニューロンは興奮状態となり，パルス状の電圧信号（活動電位）が発生します．信号は軸索とシナプス結合を通じて別のニューロンに伝達されます．このような動作が多数同時に行われることで次々とニューロンに信号が伝達されていきます．

　脳内に無数にあるシナプス結合はそれぞれの重要度に応じて結合度合いをコントロールできるようになっています．それによって，入力される情報の取捨選択が可能なしくみを備えています．私達は，成長の過程でシナプス結合の数を増やしつつ，その結合の度合いを様々な経験を通じて調整しながら，知的活動を行っているわけです．

人工ニューロン

　脳の神経細胞であるニューロンの構造とその働きをモデル化したものは**人工ニューロン**と呼ばれています．人工ニューロンは 図4-2 に示すような構造をしており，複数の入力 x_i と1つの出力 y を持ちます．x, y の関係は以下の2つの式で表すことができます．

$$y = f(u)$$

$$u = \sum_{i=1}^{n} x_i w_i + b$$

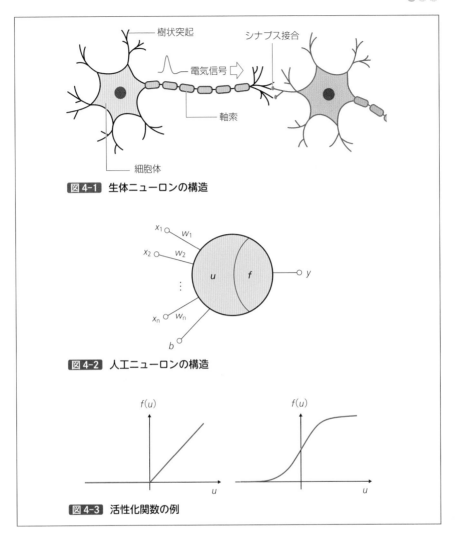

図4-1 生体ニューロンの構造

図4-2 人工ニューロンの構造

図4-3 活性化関数の例

　入力 x_i には生体ニューロンのシナプスに相当する重み w_i が乗じられ，重み付けされた総和 u が求められます．u は活性化関数 $f(u)$ に与えられ，出力 y が決まります．活性化関数は **図4-3** に示すような線形関数（Rectified Linear Unit: ReLU など）や S字関数（シグモイド関数など）が利用されています．

2　ニューラルネットワーク

Summary

1. 人工ニューロン同士を多数接続したネットワークを人工ニューラルネットワークという.
2. ネットワーク構造を階層状に並べた階層型ニューラルネットワークがよく利用される.
3. 人工ニューロン同士を接続した重み係数を学習時に少しずつ修正することを繰り返し, 正しい結果が出力できるようになる.
4. ディープラーニングは, 人工ニューラルネットワークを多層化し, 深い構造にしたネットワークを用いる技術である.

　人工ニューロンを多数並べて結合したものを, 人工ニューラルネットワーク（Artificial Neural Network）と呼びます. 様々なネットワーク構造が考案されていますが, よく利用されるのは**階層型ニューラルネットワーク**（Feedforward Neural Network）です. 図4-4 に示すように, 人工ニューロン（図中の丸い記号）が階層状に並んでいて, 情報が与えられる入力側からそれぞれ**入力層**, **隠れ層**, **出力層**と名付けられています. それぞれの層間では, 人工ニューロン同士がそれぞれ異なる重み係数で結ばれており, 入力層から入ったデータは隠れ層, 出力層へと流れていき, 結果が出力されます.

　ネットワークの重み係数が適切な値に設定されていれば, 入力データに対する的確な出力が得られるはずですが, 初期状態では重み係数がランダムな値しかセットされていないため, 正しい結果は得られません. そこで, 大量のデータとそれに対応する正解を用意しておき, ニューロン間の重み係数を少しずつ繰り返し修正することで, 次第に正しい結果を出力できるようになります. この過程を**学習**（Learning）または訓練（Training）と呼んでいます.

　人工ニューラルネットワークは, 隠れ層の層数を増やし, 大規模にするほど処理能力が高まります. しかし, 技術的な制約があり, それを実現することは最近まで困難でした. ところが 2010 年代になって, 構造の改良や学習方法の工夫によってその制約が解決され, 図4-5 に示すように隠れ層を多層化することができるようになりました. このように, 深い階層を持つニューラルネットワークを用いた機械学習技術をディープラーニングと呼びます. ディープラーニング技術はこの短い期間に様々な派生技術が誕生し

JCOPY 498-16024

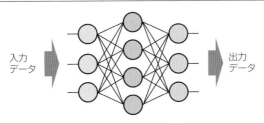

図 4-4 階層型人工ニューラルネットワーク

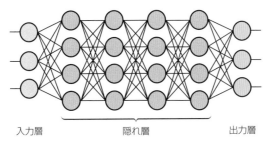

図 4-5 ディープラーニングで利用される階層の深いニューラルネットワーク

表 4-1 代表的なディープラーニング手法

名称	概要
オートエンコーダ （Auto Encoder: AE）	入力と出力に同じデータを与え，隠れ層で情報を圧縮させることでデータに含まれる特徴を抽出する技術
畳み込みニューラルネットワーク （Convolutional Neural Network: CNN）	畳み込み演算によって物体の特徴を捉え，画像分類・領域分割・回帰問題などに利用する技術
リカレントニューラルネットワーク （Recurrent Neural Network: RNN）	時系列のデータを取り扱うことを得意としたネットワーク．改良版として LSTM（Long Short-Term Memory）がある
敵対的生成ネットワーク （Generative Adversarial Network: GAN）	実在しない画像を生成したり，画像を別の種類の画像に変換したりすることができる技術

ました．代表的なものを **表 4-1** に示します．これらの中でも，画像を対象とした**畳み込みニューラルネットワーク**（Convolutional Neural Network：以下，**CNN**）は従来の画像認識手法を遥かに凌ぐ性能を持っていることが確認されており，マンモグラフィなどの医用画像処理によく利用されています．

3 畳み込みニューラルネットワーク①
ネットワーク構造・畳み込み層

Summary

1. CNN は動物の視覚野の働きにヒントを得て作られたディープラーニング技術である.
2. 主に畳み込み層, プーリング層, 全結合層を持ち, 画像を直接入力し, それに対する処理結果が出力層から得られる.
3. 畳み込み層では, 畳み込み演算と呼ばれる積和演算によって画像から多くの特徴を取り出す. 取り出した特徴群を特徴マップと呼ぶ.

　CNN は動物の視覚の働きにヒントを得て開発されたものです. 私達の持つ視覚では, 眼の網膜から得られた光の信号を脳の中の視覚野と呼ばれるところに伝え, 網膜に写っているものの輪郭や頂点などの特徴を取り出します. そしてそれらの特徴を統合しながら形を把握することで, その物体が何であるか認識します. CNN はこのような視覚野の働きを一部再現しており, 画像処理に対して優れた性能を示すことが知られています. 現在, CNN を利用して**クラス分類**, 回帰（推定）, 検出, 領域分割, 画像生成など多種多様な処理が可能となっています.

　代表的な CNN の構造例を右の **図4-6** に示します. CNN は画像を直接ネットワークの入力層に与えることができ, **畳み込み層**, **プーリング層**, **全結合層**などを通って, 出力層から結果が得られます. CNN が登場したばかりのころは数層しかない構造が主に利用されていましたが, 現在は 100〜200 層に及ぶ多層ネットワークも利用されるようになりました.

　畳み込み層では, 畳み込み演算によって画像から特徴を取り出します. 畳み込み演算とは, 画像の各領域にて画素値と重み係数を積和する演算です. 画像の輪郭抽出やノイズ低減などにも利用されている技術となり, 画像から輪郭成分や, 大まかな明るさを取り出すことができます **図4-7**. なお, 出力される特徴は 1 種類ではなく, 多数の異なる特徴を自動的に取り出します. これらを**特徴マップ**と呼んでおり, 画像認識を行う際の有効な情報源となります. また, これらの演算で利用する重み係数は手動で与えるのではなく, 大量の画像データを用いた学習によって自動的に決まります. すなわち, CNN は与えられた処理を遂行するために画像から自動的に特徴を取り出しています.

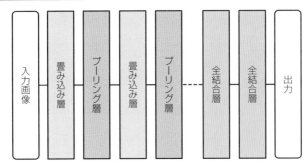

図 4-6 畳み込みニューラルネットワークの構造

畳み込みニューラルネットワークは，画像データを直接入力することができます．多数の畳み込み層，プーリング層で特徴の抽出と統合を行います．その結果に基づき，全結合層にて最終判断した結果が出力層より得られます．

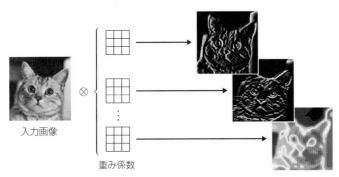

図 4-7 畳み込みによる特徴の取り出し

　畳み込み層では画像の畳み込み演算（フィルタ処理）を行って，画像から輪郭や大まかな明るさなど，多数の特徴を取り出します．それらを特徴マップと呼んでいます．

畳み込みニューラルネットワーク②
プーリング層，全結合層

Summary

1. プーリング層では，畳み込み層で得た特徴マップを間引き，情報を圧縮する.
2. プーリング層の処理によって，物体認識の位置依存を防止することができる.
3. 全結合層では，取り出した画像の特徴に基づき，出力値を求める.
4. 全結合層の出力層は処理内容に合わせて設計する. 画像分類の場合は分類したいクラス数の出力ユニットを設け，それぞれのユニットの出力から各クラスの確率を出力する.

CNN において，多くの場合は畳み込み層とプーリング層がセットで利用されます. プーリング層では，特徴マップを間引いて小さな画像に変換します. 図4-8 は，2つの特徴マップ内に同じ形状の物体が存在しますが，微妙に位置が異なります. 従来，2つの物体が同一のものであることを認識するために色々な手法を導入する必要がありました. プーリング層にて特徴マップを縦横に縮小すると右側のように2つのパターンが同一形状となります. このようにプーリング層では，処理後のデータを圧縮するとともに，物体の位置が画像の中で多少変化しても同じものであると正しく認識できるようになります.

CNN では，与えられた画像が畳込み層とプーリング層のペアを何度も通って，1枚の画像から多くの特徴が取り出されます. 図4-9 はその様子を示したものであり，層が深くなるにつれ，多数の小さい特徴マップに変化していきます.

全結合層では，畳み込み層とプーリング層で取り出された特徴量を元に，画像分類などの処理を行います. 全結合層には2で説明した人工ニューラルネットワークを用います. また，全結合層の最終出力の構造は CNN の処理目的に合わせて設計します. 例えば，画像を複数のカテゴリーに分類したい場合は，図4-10 に示すように分類するクラスの数だけ出力ユニットを設け，それぞれのユニットからクラスに属する確率を出力するようにします. そして，最も大きな確率を出力したクラスを畳み込みニューラルネットワークの分類結果とします.

JCOPY 498-16024

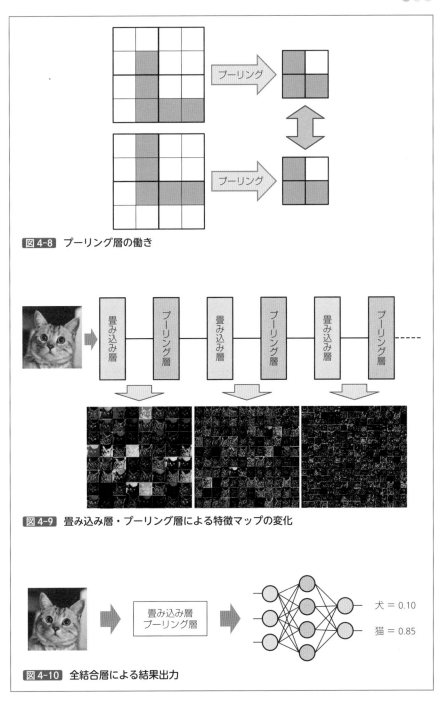

図 4-8 プーリング層の働き

図 4-9 畳み込み層・プーリング層による特徴マップの変化

図 4-10 全結合層による結果出力

犬 = 0.10
猫 = 0.85

1 機械学習

Summary

1. データに基づいて結果を予測・分類する機械学習技術がある．それらには統計学や情報処理の技術が利用されている．

2. 線形回帰はデータの分布に基づき，そのデータに当てはまる直線を求めるもので，直線の式を用いることでデータからある結果を予測することができる．

3. サポートベクターマシンは，2群のデータ間の距離が最大になるような境界線を求めることでパターン分類を行う方法である．

4. 決定木とは木構造を用いて結論を導く機械学習法である．決定木を多数用いて総合的に判断を下せるように改良したランダムフォレストがある．

　I-3-②「AIの分類」で説明したように，人間が自然に持っている学習能力と同様の機能をコンピュータで実現しようとするAI技術を機械学習と呼んでいます．機械学習技術にはI-4で説明した人工ニューラルネットワークや深層学習技術のほかにも，統計学や情報処理技術を用いた様々な方法があります．本節では有名なアルゴリズムをいくつか紹介します．

　線形回帰（Linear Regression）とは，統計学の回帰分析のアイデアに基づいて，多数のデータから，ある目的とする値を回帰（予測）する技術です．ある対象に関して2種類の値 x, y を収集し，2次元空間にプロットした結果を 図5-1 に示します．この分布に最もあてはまる直線 $y = ax + b$ は回帰直線といいます．そして，新たに未知の x の値を得たとき，回帰直線に基づき x に対応する y を予測することができます．実際には回帰直線は多次元の値に基づき決定することができますから，ある程度複雑な処理にも応用できます．

　サポートベクターマシン（Support Vector Machine: SVM）では，図5-2 に示すような2分類問題においてそれぞれのデータ群の境界線（図5-2 の波線）を求めます．波線上にあるデータをサポートベクターと呼び，2つのサポートベクターの中間を境界線としてデータを分類することができます．データ全体を用いて解析を行う他の手法では，データの数や分布に大きく影響を受けますが，サポートベクターマシンは境界付近のデータのみに注目するため，データ分布に偏りがあっても高い性能が得られます．

　最後に，**決定木**（Decision Tree）と呼ばれる技術を紹介します．この決定木は 図5-3

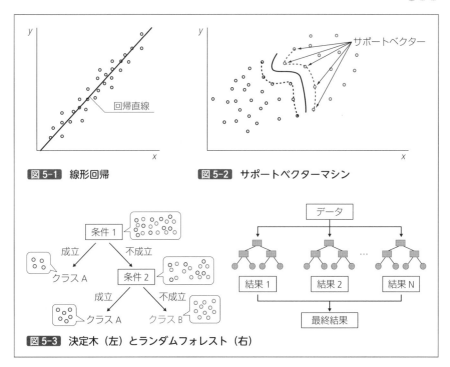

図 5-1 線形回帰

図 5-2 サポートベクターマシン

図 5-3 決定木（左）とランダムフォレスト（右）

左のように木をひっくり返したような構造をとり，多くの特徴量を用いて上のほうからデータを分割していき，データの分類や回帰を行う方法です．決定木は処理結果がわかりやすく処理の妥当性を判断しやすいところや様々な種類のデータが利用できることが利点となります．一方，データを木に過剰に当てはめてしまうことが多く，未知のデータに対する処理性能が低いことが欠点です．そこで，この決定木を多数組み合わせ，総合的に最終結果を導く機構を備えた**ランダムフォレスト**（Random Forest）が登場し，代表的な機械学習処理の一つとなっています（**図 5-3** 右）．

　ビッグデータを対象とした処理は前述の深層学習が得意ですが，少数のデータを対象とする場合は，こちらで紹介した機械学習技術のほうがむしろ良好な性能が得られることが多く，現在でも有効なツールとして広く利用されています．

　機械学習処理が可能なソフトウエアは無料のものも多数公開されており，プログラミングが不要なソフトウエアとして，リュブリャナ大学で開発した Orange やワイカト大学で開発した Weka などが有名です．また，Python 言語で利用可能な機械学習ライブラリも多数公開されており，例えば Wes McKinney 氏が開発した Pandas や David Cournapeau 氏が開発した Scikit-learn などが有名です．

2 エキスパートシステム

Summary

1. エキスパートシステムは，専門分野の知識を蓄積し，その分野の専門家（エキスパート）のように振る舞うことのできる AI システムを指す．
2. 1970 年代には，バクテリアによる感染症の診断や抗生物質の処方を自動化するエキスパートシステム「Mycin（マイシン）」が開発された．
3. IBM のワトソンは現在最も高度化しているエキスパートシステムであり，2011 年にはアメリカのクイズ番組にて勝利した．
4. 高性能なコンピュータとビッグデータを利用することで，実用的なエキスパートシステムを構築できるようになった．

　I -4-①～ I -4-④で紹介したニューラルネットワーク技術とは異なるアプローチの AI 技術として，**エキスパートシステム**と呼ばれる技術があります．これは，専門分野の知識を蓄積し，コンピュータがあたかも専門家（エキスパート）のように振る舞うことができるシステムを指します．エキスパートシステムは第 2 次 AI ブームから研究開発が行われてきました．多くのエキスパートシステムは専門知識を元にルールを作成し，それに基づき必要な判断を下します．この方法を**ルールベース法**と呼びます．

　初期のエキスパートシステムとして有名なのは，1970 年代にスタンフォード大学で開発された**マイシン**（Mycin）です．マイシンは数百種類の規則に基づき，医師に対して「はい」「いいえ」で回答する質問をしながら，感染した細菌を特定し，処方すべき抗生物質を提示できます 図 5-4 ．マイシンの診断結果の正しさを評価したところ65％でした．これは感染症専門医の精度である80％よりは低い結果でしたが，専門ではない一般の医師よりも良い結果でした．マイシンは実際に現場で利用されることはありませんでしたが，実際に動作する実用的な人工知能技術として注目を集めました．

　エキスパートシステムの課題は，専門家の知識を正確かつ効率的にデータベース化することが難しいことでした．マイシンが登場した第 2 次 AI ブーム以降，知識をデータベース化するための開発が続けられました．IBM は**ワトソン**（Watson）という名前で，インターネットの百科事典であるウィキペディアの情報を中心にコンピュータに取り込み，質問に対して適切な回答を導き出すステムを開発しました．2011 年に米国で行われた人気クイズ番組「ジョバディ！」に参加し，ワトソンが勝利し賞金 100 万ドル

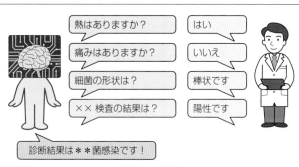

図 5-4 マイシンによる感染症の診断

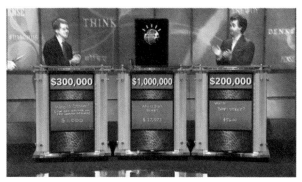

図 5-5 クイズ番組「ジョバディ！」で人間に勝利したワトソン

を獲得しました 図 5-5 .

　2016 年には膨大な医学論文を学習したワトソンが日本の白血病患者の種類を 10 分で診断し，割り出した病名に対して適切な治療ができたことで患者の命を救ったと報道されました．

　ワトソンは従来から考えられてきたエキスパートシステムとは異なり，様々な情報に基づき対象物を認識した上，それが何であるか解釈することができるシステムに成長しました．これを IBM は「**コグニティブ・コンピューティングシステム**」と呼んでいます．

　このようにエキスパートシステムは，膨大なデータやそれを高速に検索できるコンピュータ，高度な処理技術の登場によって実用レベルに達しています．

3 学習データの作成

Summary

1. 人工知能の処理には多くのデータが必要となる. 最近は数千〜数万症例のデータを用いた研究事例も増えてきた.
2. 個々のデータに対して, 分類処理の場合は分類結果（ラベル）, 回帰処理の場合は連続値, 画像の領域分割処理では領域を示す画像（ラベル画像）を準備する.
3. データ不足やデータの偏りは性能低下を招く. それを補う方法として, データを加工し水増しするデータ拡張と呼ばれる技術がある.

　人工知能はデータに基づき処理能力を獲得するため, その性能はデータに依存します. それではデータ量と処理性能の間にはどのような関係があるのでしょうか？　従来の人工知能技術や画像処理技術は我々が判断する過程を解釈しコンピュータに実装する方法をとってきたため, 原理は比較的単純であり, 必要なデータ数はそれほど多くありませんでした. 一方, 最近の深層学習は高度で複雑な構造を用いるため, 多くのデータを用いたほうが高い性能が得られる傾向にあります.

　人工知能の学習に必要なデータは行う処理によって異なります. **分類処理**を行う場合は 図5-6 (a) のように個々のデータに対応する分類結果（クラス）をラベルとして与えます. **回帰**（予測）処理では, 図5-6 (b) のように入力データに対する出力の連続値, 画像から**領域抽出**する処理では, 図5-6 (c) のように画像内の抽出したい領域を塗りつぶしたラベル画像を準備します.

　個々のデータに対応する理想的な出力を用意する作業を**アノテーション**と呼びますが, これらの準備は自動では行えず, 手作業で行う必要があります. そのため, データが多い場合は複数の作業者が担当することが多く, 作業者による判断のばらつきが問題となります. アノテーション作業を複数の作業者で行う場合は, 判断基準などを統一してデータ作成する必要があります.

　また, **データの偏り**にも留意する必要があります. 例えば腫瘍の良悪性を分類するための学習データを作成する際に, 良性か悪性のどちらかの数量が非常に多いと, 数量の差が判定結果に大きな影響を及ぼす可能性があります. また, データを収集したところの違い（施設, 機種など）はデータの偏りを招き, 結果の信頼性が低下する原因になります. したがって, データにはなるべく偏りがないようにする必要がありますが, 医学

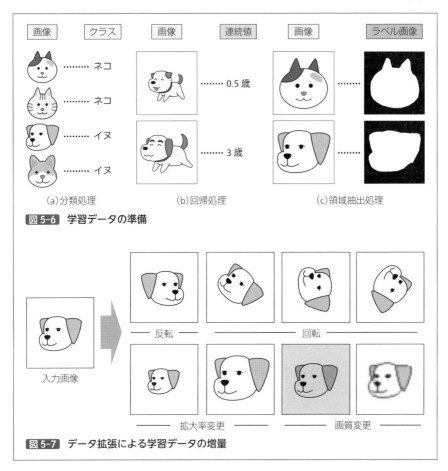

図 5-6 学習データの準備

(a)分類処理　　(b)回帰処理　　(c)領域抽出処理

図 5-7 データ拡張による学習データの増量

研究の場合は疫学的に偏りが避けられないこともあります.

　データの不足や偏りによる影響を軽減する方法として，データ加工によって数量を増量する**データ拡張**（Data Augmentation）と呼ばれる技術があります．例えば，**図 5-7**のように元の画像を回転・反転や明るさなどの操作を行い（水増し操作），画像枚数を増やします．画像の分類処理を行うとき，分類クラス間のデータ量が等しくなるように水増し量を調整して学習データを作成し学習すると，偏ったまま学習するよりも良い結果が得られます．前述した CNN は原理的に回転や反転に対して柔軟に判定する能力は持たないため，この処理はデータの偏りの解決だけでなく，CNN の性能アップにもつながります.

コンピュータ支援診断 (CAD)

Summary

1. 画像をコンピュータで解析し，第2の意見として医師の診断に利用する技術をコンピュータ支援診断 (Computer-Aided Diagnosis) と呼ぶ.
2. 病変を自動検出し，存在診断を支援する CADe (Computer-Aided Detection) や病変の良悪性など確定診断を支援する CADx (Computer-Aided Diagnosis) がある.
3. 第3次 AI ブーム以降，CAD のアルゴリズムに AI が全面的に採用されるようになり AI-CAD と呼ばれるようになった.

CT や MR，核医学などの撮像装置の性能向上や普及によって，画像診断の重要性はますます高まっています．その一方で，画像診断において，病変の見落としや診断ミスはゼロにはなっていません．海外の文献のなかには，マンモグラフィによる検診における見落としの割合は 20%，胸部 X 線画像による肺病変の見落としは 30%程度という報告もあります．また病変発見時には，詳細検査によって悪性度や病型を診断する必要がありますが，それには疾患に関する豊富な経験が必要であり，医師による診断結果のばらつきは避けられません．

そこで，コンピュータで画像を解析し，異常の疑いがある領域の自動検出や病変部の自動解析を行い，その結果を医師が第2の意見として利用して診断する技術が開発されました．それを**コンピュータ支援診断** (Computer-Aided Diagnosis: **CAD**) と呼びます 図5-8 ．CAD には，病変を自動検出し，存在診断を支援する **CADe** (Computer-Aided Detection) と病変の良悪性など確定診断を支援する **CADx** (Computer-Aided Diagnosis) があります．

CAD は 1998 年にマンモグラフィ画像から腫瘍や石灰化を自動検出するシステムが世界で初めて実用化されました．その後も肺疾患や大腸疾患の自動検出システムが開発され，米国 **FDA** (Food and Drug Administration) で認証され臨床で利用されています．

最近の第3次 AI ブーム以前の CAD システムは，図5-9 (a) のように画像から臓器や病変部に関する特徴を取り出し，得られた特徴量を元に機械学習法を用いて識別処理を行うことで結果を得ていました．ところが最近は 図5-9 (b) のように特徴抽出と識

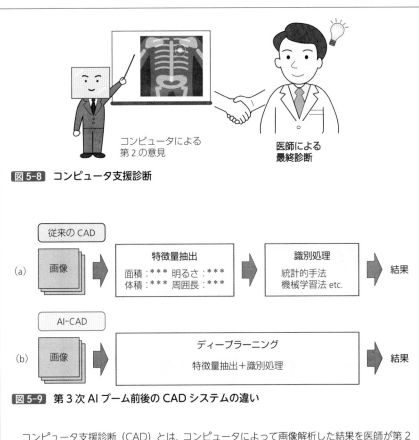

図 5-8 コンピュータ支援診断

コンピュータによる
第 2 の意見

医師による
最終診断

従来の CAD

(a) 画像

特徴量抽出
面積：*** 明るさ：***
体積：*** 周囲長：***

識別処理
統計的手法
機械学習法 etc.

結果

AI-CAD

(b) 画像

ディープラーニング
特徴量抽出＋識別処理

結果

図 5-9 第 3 次 AI ブーム前後の CAD システムの違い

　コンピュータ支援診断（CAD）とは，コンピュータによって画像解析した結果を医師が第 2
の意見として利用する技術です．うっかりミスを減らし，医師の負担を減らす効果がありま
す．ディープラーニング登場前の CAD は，画像から正常組織や病変に関する様々な特徴を取
り出し，それらを識別することによって診断結果を導いていました．一方で，ディープラーニ
ング登場後の CAD（AI-CAD）の多くは，大量の画像データから自動的に特徴を取り出し，
識別まで自動で行うことができるようになりました．手法の工夫は少なくなった反面，大量の
良質なデータを集める必要があり，AI-CAD の研究開発の様式は大きく変化しました．

別処理をディープラーニングでカバーし，画像から直接結果が得られるものが多くなり
ました．このように処理の大部分を AI によって行う次世代の CAD を **AI-CAD** と呼ん
でいます[7, 8]．

　なお，CAD については II-3 にも詳細な説明があります．

自然画像の分類コンテスト

Summary

1. 厳格なルールやデータを用意し，開発した AI の能力を競い合うコンテストを AI チャレンジと呼んでいる.

2. 自然画像の分類や物体検出を対象とした AI チャレンジが，学会や IT 企業によって開催されている.

3. 巨大なカラー写真データベース ImageNet を用いた画像分類コンテスト ILSVRC が 2010 年から 2017 年まで開催され，優秀な AI 技術が多数生まれた.

4. Google が構築した AI 用画像データベースである Google AI Open Images を用いた AI チャレンジ（Objection Detection Track）が 2018 年に開催された.

現在，様々な AI 技術が開発されていますが，独自のデータを利用して学習させた AI は他に比べて優れているかどうか，客観的な評価を行うことができません．客観的な評価を行うためには，第 3 者がデータを準備し，厳格なルールの下で AI アルゴリズムを比較評価する必要があります．これらをコンテストという形で開催するイベントを **AI チャレンジ**と呼び，世界中の研究者や研究グループが参加し，自らの腕を競っています．自然言語（文章処理），音声認識，画像認識，自動運転などの様々な処理を対象とした AI チャレンジが企画されていますが，ここでは自然画像を対象とした AI チャレンジを紹介します．

2010 年から始まった **ILSVRC**（ImageNet Large Scale Visual Recognition Challenge）と呼ばれる AI チャレンジでは，1400 万枚からなる **ImageNet** データベースを用いた画像分類の精度を競います 図 6-1 ．2012 年にはトロント大学の Hinton 博士が率いるグループが AlexNet と呼ばれる CNN モデルを用いて好成績をマークし，第 3 次 AI ブームの火付け役となりました．2017 年でこのイベントは終了し，最終的な画像分類精度は 97.7％に達しました．なお，人間による分類精度はおよそ 5％といわれています．

Google も Open Image Dataset と呼ばれる AI 用の画像データベースを構築しています．データベースは 170 万枚のカラー画像からなり，個々の画像に含まれる物体の外接矩形と物体の種類，物体の領域を塗りつぶされたマスク，画像内に複数の物体がある場合にはその関係性なども記録されています 図 6-2 ．**Kaggle** がこの画像データベー

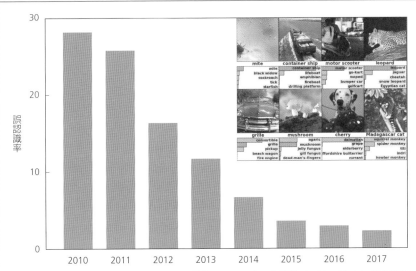

図 6-1 ILSVRC による画像分類精度の推移と 2012 年に優勝した AlexNet の分類結果（右上）

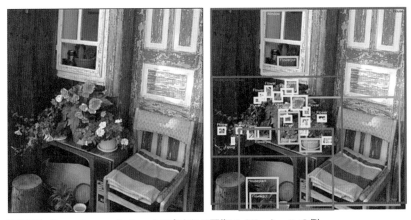

図 6-2 Open Image Dataset に含まれる画像アノテーションの例

スを用いた Object Detection Track と呼ばれる AI チャレンジを 2018 年に開催し，453 の研究チームが参加しました．日本からも AI のベンチャー企業である Preferred Networks が参加し，2 位の成績を収めています．

2 乳腺画像を対象としたコンテスト

Summary

1. 2017年に開催されたマンモグラフィを対象としたコンテスト「Digital Mammography DREAM Challenge」では，64万枚の画像を用いて44カ国126チームが参加して乳がんの検出精度が競われた.

2. トップの成績となったAIモデルは検出感度85.9%，特異度66.2%となった. この精度は専門医が同じ検出感度のときの特異度90.5%より低いものであった.

3. AIモデルを参考にしながらダブルリーディングした結果は，同じ検出感度で92.0%となり，放射線科医がAIを活用することが診断精度の向上に有効であることが示された.

4. 病理画像から乳がんのリンパ節転移を診断する精度を競うコンテスト「CAMELYON 16」が2016年に行われ，32のAI研究グループと11名の病理医が参加して診断精度が競われた.

5. 時間制限がない状態では医師とAIの診断精度に有意差はなく，時間制限がある場合はAIが精度で勝っていたという結果が得られた.

　AIチャレンジは自然画像だけでなく医用画像を対象としたものも多数開催されています. マンモグラフィ画像を対象としたものについては，2017年にSage Bionetworksが「The Digital Mammography DREAM Challenge」を開催しました 図6-3 . 大会には44カ国126チームが参加し，64万枚のマンモグラフィ画像を対象に乳がん病変の自動検出精度が競われました.

　コンテストでトップになったチームのAIモデルは検出感度が85.9%，特異度は66.2%でした. この精度は専門医が同じ検出感度で診断したときの特異度90.5%よりも低いものでした. しかし，AIの診断した結果を参考にしながら2重読影した結果では，特異度が92.0%まで向上し，専門医がAIを活用することが診断精度の向上に有効であることが示されました. なお，コンテストでトップとなったのはフランスのTherapixel社であり，2020年にはマンモグラフィ用AI-CADソフトウエアの実用化を果たしています.

　また，病理画像から乳がんのリンパ節転移を診断する精度を競うコンテスト「CAMELYON 16」が2016年に行われました. AI研究を行う32グループと11名の病理医が参加して，時間制限の有無による診断精度が競われました 図6-4 . その結果，時間制限がな

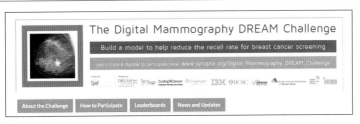

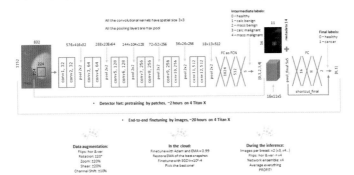

図6-3 The Digital Mammography DREAM Challenge

AIチャレンジ首位の Therapixel 社の CNN モデル
（上：The Digital Mammography DREAM Challenge のホームページ[9]，
下：https://www.synapse.org/#!Synapse:syn9773040/wiki/426908 [10]）

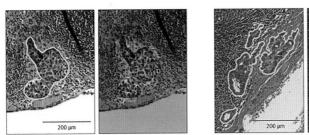

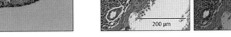

図6-4 CAMELYON16 コンテストで用いられた病理画像の処理例

正解（左の黄色で示した領域）と人工知能による認識結果（右側の黄色の領域）
(Ehteshami Bejnordi B, et al. JAMA. 2017; 318(22): 2199-2210)[11]

い状態では医師と AI の精度に有意差はなく，時間制限がある場合は AI が精度で勝って
いたという結果が得られました．

　すでに AI は実用段階に達しているため，客観的な性能評価が極めて重要です．AI チ
ャレンジはこれからますます注目されていくでしょう．

1 近未来のAIホスピタルシステム

Summary

1. IT 技術や AI を医療現場へ積極的に導入するための国家プロジェクトとして「AI ホスピタルによる高度診断・治療システム」がスタートした.
2. プロジェクトで提示された近未来の AI ホスピタルシステムでは, 家庭や医療機関で収集される様々なデータを集約し, 診断や問診, 治療方針の提案などを AI が行う.
3. 音声認識による患者記録の自動入力や, ロボットによる患者や薬剤などの自動搬送によって医療スタッフの時間と労力の余裕を与え, 患者の満足度を高めることが可能となる.

　IT 技術や AI 技術の進歩は目覚ましく, それらとロボット技術が融合することで人間の行っている様々な作業を肩代わりできるようになってきました. 例えば音声認識や文章理解の精度は人工知能によって著しく向上し, 自然な会話が可能となりました. また, 画像認識能力もディープラーニングによって人間の目に匹敵するレベルまで高まっています. Softbank が開発したロボットである Pepper は皆さんもご存知のことでしょう.

　IT 技術や AI 技術は汎用性が高いため, 多くの技術は医療現場でも応用可能です. 国の戦略的イノベーション創造プログラム (SIP) の一課題である「**AI ホスピタル**による高度診断・治療システム」が 2016 年にスタートし, 医療 AI の研究開発に加えて, 企業や病院などへの社会実装も含めた取り組みが検討されています 図 7-1 .

　SIP のプロジェクトで示された近未来の AI ホスピタルシステムでは, 家庭や医療機関などで収集される様々なデータを分析し, 画像診断や問診, 治療方針の提案などで AI が医師を支援することを想定しています. また, AI の技術を研究レベルで終わらせず社会実装するために, 複数の病院と企業も参画して開発を進めています.

　AI ホスピタルへ導入される技術の一つとして音声認識技術があります. 医師による診察や看護師による病室の患者対応に音声認識を用いて患者情報を自動入力することができます 図 7-2 . また, 院内に設置されたロボットは音声認識と画像認識技術に基づき, 患者との会話や医薬品の自動搬送が可能です. このような技術が病院内で広まることで, 医療スタッフの時間と労力の余裕ができ, 結果的に患者の満足度を高めることが可能となるでしょう.

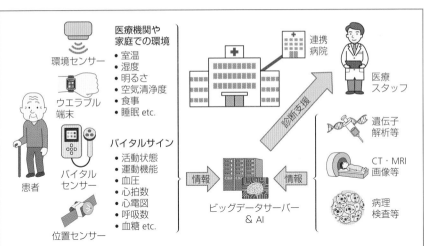

図 7-1 近未来の AI ホスピタルシステム

2016 年にスタートした国の戦略的イノベーション創造プログラム（SIP）の一課題である「AI ホスピタルによる高度診断・治療システム」では，医療機関や家庭で収集される様々な情報を集約し，各種 AI 技術により診断や治療を支援する技術を病院に実装する AI ホスピタルの実現を目指しています．

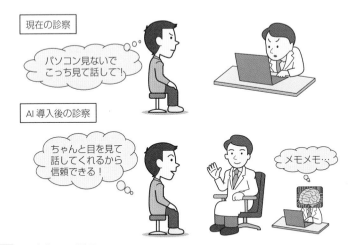

図 7-2 問診時の AI 活用

医師による診察時に音声認識を用いて患者情報を自動入力することができれば，患者と向き合ってコミュニケーションすることができ，患者の満足度や診断精度の向上にも役立つでしょう．

(参考：戦略的イノベーション創造プログラム資料)[12]

2 様々な診断支援システム

Summary

1. AI ホスピタルでは，院内で収集された様々な医療情報を用いた CAD 技術が利用される．
2. 放射線関係では，胸部 X 線やマンモグラフィ，CT，MRI などの医用画像を用いて病変検出や悪性度の評価が可能な CAD システムが薬事承認され診断に利用可能となった．
3. 胃や大腸の内視鏡検査においては，動画中の病変を自動検出するシステムが薬事承認された．病変検出感度が高く，手技中の診断を容易にした．
4. 病理診断においては，細胞の良悪性や組織型を分類する技術が多数開発され，スクリーニングや鑑別診断の負担軽減や診断精度向上が期待されている．
5. リキッドバイオプシーなどを利用した早期診断に関する研究も進められている．

AI ホスピタルには様々な AI 技術が導入されています 図7-3 ．ここでは，院内で収集された医療情報を用いた診断支援技術について紹介します．

胸部 X 線やマンモグラフィ，CT，MRI などを対象とした診断支援技術 CAD については，優れた性能が得られていることを本書の後半でも多数取り上げています．これらの技術の一部はすでに薬事承認されており，AIホスピタルでは実際に利用されています．

また，胃や大腸の内視鏡検査においては，内視鏡の手技中に病変を発見し，生検などの処置も行う必要があり，見逃しを防止する技術が求められていました．最近は胃や大腸の内視鏡画像から自動的に病変を自動検出する CAD 技術の開発が進み，オリンパスは 2019 年に大腸内視鏡画像を用いた病変自動検出と鑑別支援を行う CAD システムを発売しました．また，内視鏡専門医が AI メディカルサービスというベンチャー企業を立ち上げ，大規模な**内視鏡 AI 技術**の開発が進められています．

病理検査は，高齢化によるがん罹患者の増加によって検査件数は増え続けています．それにも関わらず国内の病理専門医は 2000 人程しかおらず，病理医不足が続いている状況です．最近は，標本全体をスキャンしてデジタル画像出力するバーチャルスライドと呼ばれるシステムが病院に導入されるようになり，放射線画像診断と同様のソフトコピー診断が始まりつつあります．このバーチャルスライド画像等を解析して組織の良悪性を自動的に分類し，組織型も予測できる CAD 技術が多数開発されています．

JCOPY 498-16024

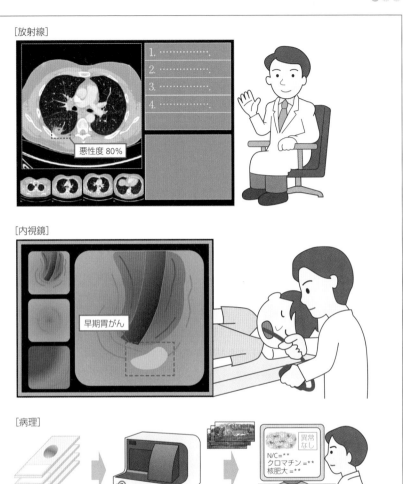

図 7-3 AI ホスピタルで利用される様々な診断システム

AI ホスピタルでは，放射線画像から異常を自動検出して医師に注意喚起するシステムのほか，内視鏡検査中に異常を発見したらアラートを出し，悪性度を解析した結果を表示するシステムや，病理標本をデジタル化し，全ての細胞をチェックした結果を病理医が利用して診断するシステムが稼働しています．

　さらに，血液中を浮遊する腫瘍の細胞や核酸を解析する**リキッドバイオプシー**技術は，がんの増殖を早期に発見できる技術として注目されており，AI ホスピタルプロジェクトの一つとして研究が進められています．

1 AI 倫 理 に 関 す る 原 則

Summary

1. AI の悪用や暴走を防ぎ，人間と共存するためには，原則や指針が必要である.
2. SF 作家であるアイザックアシモフは「ロボット工学三原則」にて「人間への安全性」「命令への服従」「自己防衛」をロボットが守るべきルールとして定義した.
3. 人工知能学会は，AI の倫理に関する委員会を立ち上げ，2017 年には AI の研究者や開発者が遵守すべき倫理指針を発表した.

　現在の AI は非常に処理能力が高くなり便利になった反面，悪用や暴走による悪影響が無視できなくなってきました. AI が人間と共存するためには，何らかの原則や指針が必要です.

　1950 年に SF 作家のアイザックアシモフは「ロボットシリーズ」という小説にて，**「ロボット工学三原則」**を示しました　図8-1．自らの意思によって行動するロボットが守るべき原則として，「人間への安全性」「命令への服従」「自己防衛」が示されています. この原則が示されてから 70 年以上経過していますが，現在でもロボット工学や AI 開発にも大きな影響を与えています.

　工学系の学術団体である IEEE は 2016 年に「倫理的に調和した設計」を公開しました [13]．AI に対する恐怖や過度な期待を払拭すること，倫理的に調和や配慮された技術を作ることによってイノベーションを促進することを目的に，世界中の工学，法学，倫理学，哲学などの専門家の意見を集約した報告書になっています. 倫理そのものではなく，設計思想や設計方法などの具体的な内容も含まれており，標準化を目指して現在もワーキンググループの活動が進められています.

　日本では，人工知能学会が 2014 年に AI の倫理に関する倫理委員会を設置し，2017 年には AI 研究者に向けて「人工知能学会　倫理指針」を示しました [14]．この指針には研究者が守るべき研究の目的や法に関する内容のほか，最後の第 9 条には人工知能が遵守すべきこととして「人工知能が社会の構成員またはそれに準じるものとなるためには，上に定めた人工知能学会員と同等に倫理指針を遵守できなければならない.」と記されており，AI も人間と同等の倫理感を持つことが求められています.

第一条：人間への安全性

ロボットは人間に危害を加えてはならない．また，その危険を看過することによって，人間に危害を及ぼしてはならない．

第二条：命令への服従

ロボットは人間に与えられた命令に服従しなければならない．ただし，与えられた命令が，第一条に反する場合は，この限りでない．

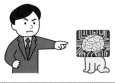

第三条：自己防衛

ロボットは，第一条および第二条に反するおそれのない限り，自己を守らなければならない．

図 8-1　ロボット工学三原則

ロボット工学三原則は SF 小説家が考えた，自らの意思により行動するロボットの行動指針です．いまから 70 年以上前に SF 小説家によって示されたものですが，非常に妥当な内容であり，ロボットを描く小説や映画や，AI 研究者や AI 技術を開発する企業にも大きな影響を与えています．

　現在の第 3 次 AI ブームの火付け役であり，AI のゴッドファーザーと呼ばれる Geffrey Hinton 博士は，AI の兵器への転用について懸念しており，2019 年 7 月 4 日に発行された日本経済新聞のインタビューでこのように述べました．「私は何より自動兵器の存在を懸念している．それは遠い未来に起きることではない．すでに自動兵器を作ることは可能だ．それをコントロールすることに誰もが責任を負うべきだ．」

　すでに無人偵察機やドローンなどを利用した自立型兵器が出現しており，実戦での利用が始まっているとの報告もあります．戦争自体あってはならないものですが，AI 等の利用によりさらに事態が深刻になることは絶対に避けなければならず，利用を規制することが重要になってくるでしょう．

2 AI 技術に関する企業の指針

Summary

1. 企業における AI 技術開発は実社会のデータを利用するため, **倫理問題**が切り離せない. 倫理問題に対して明確な指針や原則が必要となる.
2. Google や Microsoft などの巨大 IT 企業, 国内の主要メーカーは AI に関する独自の原則を発表し, それに基づき, 製品開発やサービス提供を行っている.
3. アメリカでは IT 企業を中心として Partnership on AI (PAI) が組織され, AI の安全性, 公平性, 透明性やプライバシー, 倫理などの課題が検討されている.

　AI は研究フェーズを超えて, 社会実装のフェーズへと移行しています. そのため様々な企業が AI 技術を搭載した製品やサービスを開発しています.

　企業は, 自身が開発した技術を利用者に提供する際, その技術を利用して生じた不利益に対する責任を負う必要があります. また企業がサービスを提供する場合, 倫理にも配慮する必要があります. 製造物に対する責任に関しては, PL 法等によって企業の製造物に対する責任範囲を明確にし, 設計指針も明確にしました. AI に対応した法整備も必要なのですが, AI は新しい技術であり法整備は遅れています. そこで, 企業や業界団体は独自に AI に関する指針を発表しています.

　図 8-2 は国内外の主要な企業が発表した AI に関する指針を示しています. 例えば Google は, 「AI を軍事技術に転用している」という Google 従業員による批判を受け, 2018 年に「AI at Google: Our principles」を公開しました. そこでは, AI 技術の研究開発に関する原則が示されています. そして, 有害となる可能性がある技術や人々に危害を与える技術や, 倫理的な範囲を超えた情報収集に関する技術の開発は行わないことも示されています.

　また, 2016 年には, Amazon, Google, Facebook, IBM, Microsoft などの IT 企業によって非営利団体「Partnership on AI (**PAI**)」が作られ, 2021 年には 100 を超える団体が参画しています. PAI では, AI 技術の啓蒙に加え, AI の安全性, 公平性, 透明性やプライバシー, 倫理などの課題解決を共同で取り組み, 社会に貢献することを目的に掲げています.

JCOPY 498-16024

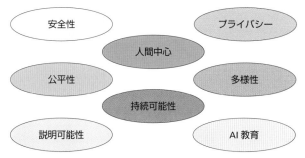

国内外の企業による AI 倫理規約・指針

企業名	規約・指針の名称
Google	AI at Google: Our principles（2018）
Microsoft	The future Computed Artificial Intelligence and its Role in Society（2018）
IBM	Everyday Ethics for Artificial Intelligence（2018）
NTT データ	NTT データグループ AI 指針
SONY	ソニーグループ AI 倫理ガイドライン（2018）
富士通	富士通グループ AI コミットメント（2019）
NEC	NEC グループ AI と人権に関するポリシー（2019）

図 8-2 AI 倫理規約・指針に含まれる項目

企業の AI 倫理規約・指針に含まれる項目は，人間中心の技術開発を基本に据え，安全性やプライバシーの遵守，公平性や多様性，**説明可能な AI** の開発について論じています．また，AI の教育や持続可能性が重要であることにも言及しています．

AI が引き起こす偏見

　AI が情報処理を行う際，大量のデータの中から見出した秩序には，ときに人種や性別に対して差別的な内容を含んでしまうことがあります．

　例えば 2014 年に Amazon は，人事採用を自動化するために開発した AI アルゴリズムにおいて，女性候補者に不利なバイアスがかかるような学習をすることを発見しました．また，顔認識処理においては色素が濃い人物を識別する精度が低くなることがあり，2019 年に米国立標準技術研究所が実施した調査によると，約 200 種類の顔認識アルゴリズムにおいて，人種による識別率の偏りがあることを発見しました．これらは故意にプログラムされたものではありませんが，AI が陥りやすい倫理上の問題を露わにしています．

【参考文献】

1) インターネット白書 2016-2018. インプレス R&D.
2) 内閣府. 第 5 期科学技術基本計画.
3) https://dl.sony.com/ja/
4) https://www.scienceabc.com/innovation/what-is-artificial-intelligence.html
5) 松尾　豊. 人工知能は人間を超えるか. KADOKAWA; 2015.
6) 藤田広志, 監修・編. 2020-2021 年版 はじめての医用画像ディープラーニング ―基礎・応用・事例―. オーム社; 2020.
7) Fujita H. AI-based computer-aided diagnosis (AI-CAD): The latest review to read first. Radiol Phys Technol. 2020; 13(1): 6-19.
8) 藤田広志. AI 画像診断の全体像と将来の展望 ―医師を助ける"第三の目"―. 情報処理. 2021; 62(2): e1-e8.
9) The Digital Mammography DREAM Challenge のホームページ.
10) https://www.synapse.org/#!Synapse:syn9773040/wiki/426908
11) Ehteshami Bejnordi B, Veta M, Johannes van Diest P, et al. Diagnostic assessment of deep learning algorithms for detection of lymph node metastases in women with breast cancer. JAMA. 2017; 318(22): 2199-2210.
12) 戦略的イノベーション創造プログラム資料.
https://www.med.or.jp/dl-med/teireikaiken/20200610_n2.pdf
13) https://confit.atlas.jp/guide/event-img/jsai2018/3H1-OS-25a-05/public/pdf?type=in
14) http://ai-elsi.org/wp-content/uploads/2017/02/人工知能学会倫理指針.pdf

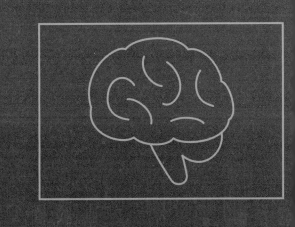

CHAPTER Ⅱ

ＡＩ医療応用

篠原範充

1 医療データの収集

Summary

1. 医療分野へのディープラーニングの利活用が試みられている.
2. ディープラーニングはデータの量に依存する要素が大きい.
3. データベースは質と量の面で研究対象とする母集団を網羅すること.
4. データベースはデータ数に大きな偏りを少なくすること.
5. 法律に準拠した形でデータを安全に収集, 管理すること.

　現在, 人工知能 (Artificial Intelligence) は, 機械学習 (Machine Learning) の一手法である深層学習 (ディープラーニング, Deep Learning) により第3次ブームを迎えています. ディープラーニングは, 様々な分野での利活用が期待されていますが, 医療分野でも, 画像診断, 治療, 創薬, 医療情報, ゲノム医療などで利活用が試みられています. ディープラーニングは, データの量に依存する要素が大きく, 膨大なデータ (ビッグデータ) を集積してシステムを構築, 評価する必要があります. しかし, 医療分野におけるデータ収集は, 病歴の情報などが含まれるため, 個人情報の保護に関する法律 (**個人情報保護法**)[1] の要配慮情報に該当し, 一般に目的を明確にして患者の同意 (オプトイン) を得ることが必要です. また, 医療分野において, 疾患の発生頻度などによりデータに偏りが生じることが多く, 入手できるデータ数も限られます. そのため, ディープラーニングを用いた研究に必要なデータベースの作成はハードルが高く困難でした.

　一方, 2018年5月11日に施行された医療分野の研究開発に資するための匿名加工医療情報に関する法律 (**次世代医療基盤法**)[2] により, 電子カルテや検査数値などの医療情報を匿名加工して, 大学や企業が研究開発に利活用することができるようになりました. この法律では, 患者本人が反対しなければ同意したとみなす (オプトアウト) ことができるため, 医療情報を匿名加工せずに第三者である認定事業者 (認定匿名加工情報作成事業者) に提供できるようになりました. この時, 医療機関では, オプトアウトでの提供は施設内の倫理審査委員会の承認などが不要であること, 初診時に患者に対して情報提供の通知を書面で行うことを理解してもらう必要があります. さらに, 認定事業者は, 匿名加工した情報を企業・研究機関などの第三者との間で利用目的に応じて契約して, 個別に匿名加工医療情報を提供することが可能になりました. つまり, ディープラーニングを行うためのデータベース作成のハードルが低くなったと考えることができます.

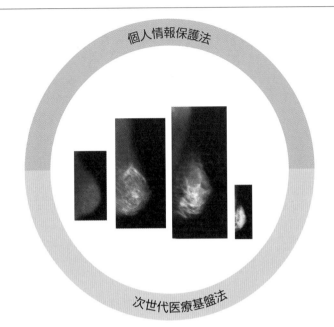

図 1-1 データベースの構成

マンモグラフィにおける乳房構成を分類する場合には，極めて高濃度，脂肪性は収集しにくく，不均一高濃度や散在については比較的集めやすくなります．住民健診などのデータからデータを収集すると偏りが出てしまい，分類する場合にはデータの少ない分類（クラス）を出しにくくなってしまいます．そのため，これらのデータをバランスよく，法律や施設のルールに則って収集することはディープラーニングを用いた研究においてとても重要です．

医学研究において個人情報保護法がブレーキ，次世代医療基盤法がアクセルに例えられることが多く，これまで個人情報保護法により制約されてきたディープラーニングを用いた研究が，次世代医療基盤法により加速することが期待されます **図 1-1** ．

しかし，医療分野においてビッグデータの作成は簡単ではなく，偏りのあるデータを用いる場合，データの少ない群の学習がうまくいかないことが知られています．そのため，I-5-③で記載されている**データ拡張**（Data Augmentation）などの技術も使用して，データの水増しをして良い結果を得ることなどが提案されています．それに対して，データのバリエーションについては，データ拡張で補うことは難しいため，質と量の面で研究対象とする母集団を網羅し，データ数に大きな偏りを少なくする必要があります．

このように，医療におけるディープラーニングを用いた研究では，法律や施設のルールに則って安全にデータベースを作成して，適切に管理することを心がけることが最も重要になります．

2 学習の種類

Summary

1. 教師あり学習はデータと正解のペア（教師データ）を与えて特徴やルールを学習させる方法.
2. 教師なし学習は，正解がわからないデータをコンピュータに分析させて，何らかの構造や規則性を見つける方法.
3. 強化学習は，コンピュータに試行錯誤させて失敗と成功から学習させる方法.

機械学習・ディープラーニングは，コンピュータが学習して，予測や判断の精度を徐々に高めていく技術です．その学習方法には，主に「**教師あり学習**」，「**教師なし学習**」，「**強化学習**」があります 図1-2 [3, 4].

「教師あり学習」は，データと正解（教師データ）のペアを与えて特徴やルールを学習させる方法です．正解のわかっている学習データを解析するシンプルな手法であるため，医療の領域では最も用いられている方法です．「教師あり学習」は，教師データに基づいてアルゴリズムを調整して，未知データに対しても正解を導き出せるようになります．「教師あり学習」は，分類問題と回帰問題に分けられます．例えば，良悪性鑑別の場合，0 点以上の場合に悪性と定義します．入力画像に対して病変の辺縁−0.18 点，濃度+0.55 点のようにルールに従って点数を付け，この点数のことを「重み」といいます．良悪性鑑別がうまくいく重みを見つけることが分類問題の目的です．良悪性鑑別や病変の有無など 2 つを分類する方法だけでなく，乳房構成の分類や病理の分類など多数分類を行うことも可能です．それに対して回帰問題は，悪性度 30％など結果を具体的な数値で出力させることができます．「教師あり学習」では，モデルが過度に学習し過ぎると一般性がなくなり，新しい問題に対応できない問題点があります．

「教師なし学習」は，正解がわからないデータをコンピュータに分析させて，何らかの構造や規則性を見つける方法です．データと正解のペアを作る必要がなく，データをそのまま入力すればコンピュータがデータを分類してくれます．多くのデータからいくつかの類似した特徴のグループに分類する「**クラスタリング**」が代表的な方法です．人間が予想できないような分類を見出すことができる反面，全く役に立たない場合もあります．そのため，分類結果を人間が適切に解釈する必要があります．

「強化学習」は，教師あり学習と教師なし学習の中間に分類されることがあり，コンピ

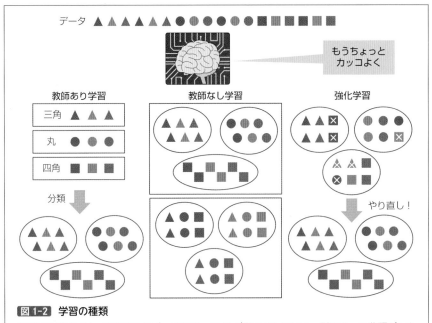

図 1-2　学習の種類

教師あり学習では，正解付きのデータを使って AI が学習をしていき，形によって分類ができます．教師なし学習では，正解が付いていない学習データを使って学習するため，コンピュータが考えた方法により分類（クラスタリング）されるため，形で分類したり，色で分類したりします．強化学習は，初めは適当に分類しますが，分類（行動）に対して報酬を与えることで，試行錯誤しながら分類の規則を見つけ出し，適切な分類を選択できるようになります．

ュータに試行錯誤させて失敗と成功から学習させる方法です．動物心理学の実験でも，当初はランダムに動く中で，ある行動によりえさ（報酬）を与えたり，電流が流したり（罰）することで，次第に報酬が最も多くもらえる行動を記憶していきます．これと同じように試行錯誤の中で成功率を報酬として受け取り，受け取った報酬量が最大になるように複数の候補から選択して規則性を見つける学習法です．将棋・碁のようなゲームや自動運転などにも利用されており，近年では，ディープラーニングと組み合わせた深層強化学習が注目されています．

　さらに，この他に少数のラベル有りデータと多数のラベル無しデータによって構成された学習データから学習を行う「**半教師あり学習**」や誤った正解や不確定な正解が含まれたデータから高精度な学習を行う「**弱教師あり学習**」など，少ない正解データから効率よく評価を行う方法が提案されています．さらに，データ自身から独自の正解ラベルを機械的に作り学習する「**自己教師あり学習**（Self-Supervised Learning）」など新しい学習方法が提案されてきています．

3 収集するデータ形式

Summary

1. アプリケーションや OS に依存しない共通のファイル形式で収集.
2. テキストデータとマルチメディアデータでの収集形式を決める.
3. マルチメディアデータでの画像収集では，できるだけオリジナルの画像に近い状態での収集が望ましい.

　ディープラーニングの研究を行うにあたり，どのようなファイル形式でデータを収集するべきでしょうか？　多くの研究では，アプリケーションや OS (Operating System) に依存しない共通のファイル形式（共通フォーマット）であるテキストデータとマルチメディアデータで収集されています[5]. 医用画像にディープラーニングを適用する場合に，画像ファイルと正解ファイルの準備が必要であり，例えば，良悪性鑑別を行う場合に，画像ファイルはマルチメディアデータ，正解ファイル（画像ファイル名と良悪性）はテキストデータで準備されることが一般的です 図1-3 .

テキストデータ

　「テキスト形式ファイル (.txt)」は，文字コードと改行コードのみで構成されており，最も汎用性の高いファイル形式です. 「CSV 形式ファイル (.csv)」も基本的にはテキスト形式ですが，文字や数値データをカンマで区切り，改行によりレコードを区切ることができるため表形式のデータの保存に有効なファイル形式です.

マルチメディアデータ

　マルチメディアデータは画像や動画，音声などで利用されています.

　マルチメディアデータでの画像収集は，できるだけオリジナルの画像に近い状態での収集が理想的です. 例えば，マンモグラフィの場合，匿名化，非圧縮の DICOM (Digital Imaging and Communications in Medicine) 形式で収集することにより読影で使用している濃度分解能，空間分解能と同等となります. これにより，研究に合わせて縮小する，濃度階調を圧縮することも収集後に可能となります. **DICOM 形式**をそのまま使用することも可能ですが，どのアプリケーションでも容易に扱うことができるわけではありません. しかし，医療用モニタで読影実験を行うことになれば，やはり非圧縮の DICOM 画像の準備が必要になりますので，全体の研究計画の中で画像の収集形式についても議論しておくことが必要です.

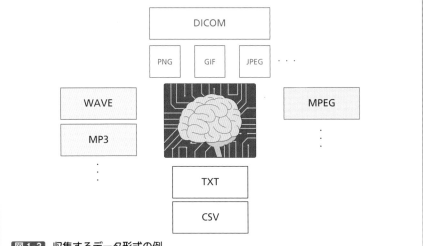

図 1-3 収集するデータ形式の例

ディープラーニングの研究に用いるデータは，共通フォーマットであるテキストデータとマルチメディアデータの形式をセットで収集しましょう．テキストデータとしては，テキスト形式ファイル（.txt）や CSV 形式ファイル（.csv）があります．マルチメディアデータは，できるだけオリジナルの画像に近い状態で収集して後から目的に合わせて加工しましょう．静止画には，PNG（.png），JPEG（.jpeg），GIF（.gif）などがあります．動画には，MPEG（.mpeg），音声には WAVE（.wav），MP3（.mp3）などがあります．

　静止画は，48 bit フルカラーが扱える可逆圧縮形式である「**PNG**（.png）」が多く用いられています．PNG は，元の画像の品質を保ったまま圧縮するため，画質の劣化が非常に少ない形式です．医用画像は，高い空間分解能と高い濃度分解能を有しているため，これらの特徴を生かすには最適ですが，ファイル容量も大きくなりますので注意が必要です．24 bit フルカラーが扱える非可逆圧縮形式である「JPEG（.jpeg）」も多く用いられています．JPEG は，視認できないような色の差異をカットして情報量を圧縮することでデータ容量を小さく抑えることができます．そのため，大量のデータを取り扱うディープラーニングにとって最適ですが，画像の劣化が伴うことは認識しておく必要があります．その他にも 8 bit までしか扱えない可逆圧縮形式である「GIF（.gif）」などが用いられています．

　動画は，主に動画を圧縮保存した「**MPEG**（.mpeg）」があり，動画の圧縮や符号化の方式を定めた規格により MPEG-1，MPEG-2，MPEG-4 などの形式に分かれます．音声は Windows 標準形式で非圧縮の「WAVE（.wav）」や音声データを圧縮した「MP3（.mp3）」などがあります．その他にも動画，音声の形式やコーデックは多様であるので収集したデータの形式をよく把握しておくことをお勧めします．

公開画像データベース

Summary

1. 医用画像の研究を始める場合にすぐに独自で画像データベースを収集すること は難しい.
2. **公開画像データベース**を利用して実験を進め研究の方針を立てる.

　人工知能は，データから学習を行うためデータにないことは学習できません．また，誤ったデータを与えれば，誤ったことを学習してしまいます．そのため，目的にあった質の高いデータを大量に収集する必要があります．しかし，医用画像の研究を始める場合にすぐに独自で画像データベースを収集することは時間，労力，費用，専門知識などの問題により容易ではありません．その時には，独自のデータベースの収集と並行して，公開されている医用画像データベースを利用して環境や実験を進めながら，研究の方針を立てることができます．

　マンモグラフィについて，またデジタルブレストトモシンセシス（DBT）のデータベースについても 表1-1 のサイトで公開されています．その他，**Cancer Imaging Archive**, Medical Data for Machine Learning [14)] などでは，MRI，PET，CT なども公開され，随時更新しているので自分の研究にあったデータを探してみてください．乳房以外では，……新たな研究を始めるキッカケにもなるかもしれません．

　この他にも機械学習・データサイエンスのコミュニティである Kaggle [15)] ではコンペのデータやユーザーによるコード，解説が加えられており，初めてのディープラーニング学習には役立つサイトです．

　では，MRI，PET，CT なども公開され，随時更新しているので自分の研究にあったデータを探してみてください．

　乳房以外では [16)]，軽度認知障害やアルツハイマー型認知症に関する The Alzheimer's Disease Neuroimaging Initiative（ADNI）やパーキンソン病に関する The Parkinson's Progression Markers Initiative（PPMI）など画像データと遺伝子情報がセットで公開され，Radiomics，Radiogenomics など新たな研究を始めるキッカケにもなるかもしれません．

　日本放射線技術学会画像部会では，日本放射線技術学会の標準ディジタル画像データベース［胸部腫瘤陰影像］[17)] を基に画像加工を施した **miniJSRT_database** を公開して

表 1-1

マンモグラフィ

Digital Database for Screening Mammography（DDSM）[6]
The mini-MIAS database of mammograms [7]
Breast-Diagnosis [8]
CBIS-DDSM Curated Breast Imaging Subset of DDSM [9]
The Chinese Mammography Database（CMMD）[10] など

デジタルブレストトモシンセシス（DBT）

Breast Cancer Screening − Digital Breast Tomosynthesis（BCS-DBT）[11]
The VICTRE Trial: Open-Source [12]
In-Silico Clinical Trial For Evaluating Digital Breast Tomosynthesis [13] など

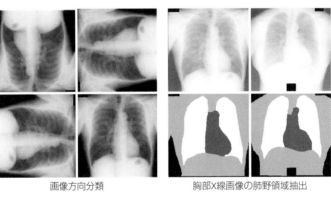

画像方向分類　　　　　　　　　胸部X線画像の肺野領域抽出

疑似低解像画像からの復元

図 1-4 miniJSRT_database の例

日本放射線技術学会画像部会が公開している miniJSRT_database（http://imgcom.jsrt.or.jp/minijsrtdb/）は，ディープラーニングの研究を始めてみようと考えている方の試用に適したデータベースです．胸部 X 線画像の画像方向分類，胸部 X 線画像の肺野領域抽出，疑似低解像画像からの復元など 10 種類のデータベースが公開されています．

います **図 1-4** ．このデータベースは，医用画像に関するのディープラーニングの研究の初心者のために作成されており，日本語なのでこれから始めてみようという方にお勧めです．

医療用データの評価

Summary

1. トレーニングデータ，バリデーションデータ，テストデータの準備が必要．
2. 分類の評価には分類精度と混同行列．
3. 回帰の評価には，平均二乗誤差，二乗平均平方根誤差，決定係数，ブランド−アルトマン分析．
4. セグメンテーションの評価には，Jaccard 係数と Dice 係数．
5. 画像生成の評価には，ピーク信号対雑音比と構造的類似度．

　ディープラーニングのように非線形でパラメータの多い判別器では，データ数が少ない場合に過度に学習をすると**トレーニングデータ**に合わせた一般性の低いシステムになり，未知のデータ（テストデータ）に精度が低くなる問題点があります．そのため，トレーニングデータ，テストデータに加えて，学習をモニタリングしてパラメータを調整する**バリデーションデータ**を準備する必要があります．学習データとは，トレーニングデータとバリデーションデータをセットで考えることが多く，この 2 つのデータで学習が進められます．これらのデータを用いて**テストデータ**で結果を評価することが一般的です [18]．

　分類の場合には，分類精度（Accuracy）と**混同行列**（Confusion Matrix）で示されることが多く，2 クラスであれば，感度（Sensitivity），特異度（Specificity），陽性適中率（Positive Predictive Value），陰性適中率（Negative Predictive Value）などの従来から診断や検診に用いられている指標で評価できます．

　回帰では，平均二乗誤差（MSE），二乗平均平方根誤差（RMSE），決定係数（R2）が用いられます．また，ブランド−アルトマン分析（Bland-Altman analysis）により誤差の有無や程度などの傾向を分析することも有効です．しかし，回帰問題は数値として算出されますが，「RMSE は 1.3 で良好な結果でした」と示されても，その値が明確に良好な値を示しているかを把握しにくいため，正解と不正解を決める指標として医師間の判別精度や検査データの偏差など，あらかじめ評価の範囲を決めておくとよいでしょう．

　セグメンテーションの場合には，一致度として **Jaccard 係数**（Intersection over Union: IoU）や **Dice 係数**が用いられています **図 1-5** ．いずれの方法を用いても問題

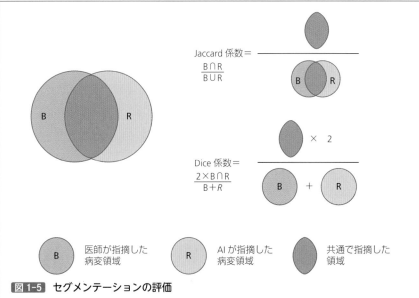

$$\text{Jaccard 係数}= \frac{B \cap R}{B \cup R}$$

$$\text{Dice 係数}= \frac{2 \times B \cap R}{B+R}$$

B	医師が指摘した病変領域	
R	AI が指摘した病変領域	
	共通で指摘した領域	

図 1-5 セグメンテーションの評価

医師が指摘した病変領域を AI が正しく指摘できたことを評価するには，一致度が用いられます．その指標として Jaccard 係数や Dice 係数が代表的ですが，両者の考え方はほぼ同じです．Jaccard 係数は 2 つの集合に含まれている領域のうち共通領域が占める割合，Dice 係数は 2 つの領域の平均領域と共通領域の割合を示しています．

ないのですが，Dice 係数の方が大きな値をとるため，どの方法で評価したかを明記する必要があります．

　超解像度処理やノイズ除去などの画像生成の評価では，拡大縮小や圧縮の評価に用いられていた**ピーク信号対雑音比**（Peak Signal-to-Noise Ratio: PSNR）や**構造的類似度**（Structural Similarity: SSIM）が多く用いられています．SSIM の方が，PSNR に比べて主観的評価に近いと言われています．

　この他に医師との性能評価を比較するなどの場合には，従来からコンピュータ支援診断（Computer-Aided Diagnosis: CAD）の性能評価に用いられてきた **ROC**（Receiver Operating Characteristic）**解析**が有効です．また，学習モデルが連続値の出力である場合には，全てのしきい値での真陽性率，偽陽性率の変化をプロットした **ROC 曲線**により評価することが有効となります．

1 音声認識

Summary

1. ディープラーニングも用いた音声認識の医療への応用が進んでいる.
2. 音声認識は音響分析, 音響モデル, 言語モデルにより進められる.

　画像認識ともに医療におけるAIの活躍が期待されている分野に音声認識があります. 音声認識は, 2016年ころより飛躍的に精度が向上し, スマホやカーナビなどで利用されているため, もう身近に感じている方も多いと思います. この飛躍的な性能向上に寄与したのがディープラーニングです. 医療においては, ブラウザ上での AI 問診[19] やロボット連携問診システムなどのサービスが開始され, さらに画像や検査オーダーを自動で最適化する**臨床意思決定サポートシステム** (Clinical Decision Support: CDS)[20] への期待も高まっています.

　さらに音声による診療の可能性が広がっており, スイス連邦工科大学ローザンヌ校 (EPFL) にて咳を音声で認識して COVID-19 が感染するシステム[21] や日本の FRONTEO 社とアドバンスト・メディア社が共同で開発を進めている会話型認知症診断支援 AI システム[22] など, 音声認識を用いたシステムの実用化が始まりつつあります. 音声認識は, 人間が話す声や音を空気振動として測定し, そこから得られた波形データを解析, 文字データに変換するための技術です 図2-1 . 主に下記の技術が用いられます.

音響分析

　コンピュータは, 音声（信号）と雑音を区別せず, 一つの音として認識してしまいます. 音響分析では, 複数のマイクを使用して「音声の位相差（波形のずれ）」や「音声の振幅差（波形の大きさの差）」などから音声と雑音を区別して雑音の少ない音声データを抽出して入力データの特徴量とします.

音響モデル

　音響モデルは,「コンピュータがあらかじめ学習していた音や単語の特徴量」と「入力データの特徴量」を照合してどのパターンと整合するかを調べます. 例えば「ぎふにいく」という音声の場合,「ぎ」は話し方や前後の単語により音は変わっています. AI では「ぎ」の音のパターンを学習して, 平均的な音声データにすることで, 入力データが「ぎ」であることを認識できるようになります.

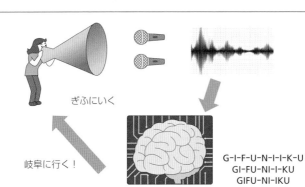

ぎふにいく

岐阜に行く！

G-I-F-U-N-I-I-K-U
GI-FU-NI-I-KU
GIFU-NI-IKU

図 2-1 言語認識の流れ

マイクを用いて人間が話す声や音を空気振動として測定し，そこから得られた波形データから雑音を取り除きます．その後，音声データを各音として認識し「ぎーふーにーいーく」と変換します．さらに，それぞれの音の並びを分析して単語として認識します．

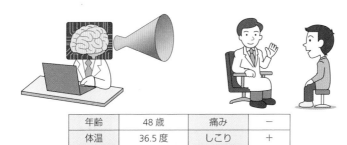

年齢	48 歳	痛み	−
体温	36.5 度	しこり	+
体重	55 kg	分泌物	−
身長	160.3 cm	くぼみ	−

図 2-2 AI を用いた音声入力により診療録テキストの作成

診療記録を音声により入力するシステムが開発されてきています．音声から直接構造化データの入力ができる機能などがあり，診察している音声からバイタルサインやカルテに必要なワードを医療用語に変換して自動構造化することが可能となってきています．

言語モデル

言語モデルは，音響モデルで音や単語を認識して，それらを組み合わせて意味のある正確な文章として認識します **図 2-2** ．それには，膨大な量のデータから単語のつながりを予測判定し，より正確な文章を組み立てますが，ここでよく使われるのが「隠れマルコフモデル」です．隠れマルコフモデルは文字や文字列のあとに続く文字の現れやすさを確率で定義してパターン化するもので，音声だけに引っ張られず文脈の通った文になるように音や単語をつなぎあわせていきます．現在は，さらに音声と言語を一体化して学習する技術が進み，AI と人間との自然な対話ができるようになってきました．

2　自然言語処理

Summary

1. 自然言語の研究利用には自然言語処理（NLP）が必須.
2. 自然言語処理とは，自然言語の文章データから有益な情報を抽出することを目的とした技術.
3. 医療応用としてゲノム治療に利用されている.

　医療の発展は日進月歩で，論文，特許，ガイドラインなどが大量に Web 上で公開されています．また，電子カルテシステムの普及により，大量の診療データがデータベースに蓄積されるようになりました．しかし，医療におけるビッグデータへの期待は大きいものの，医療情報は，自然言語（日本語や英語のように人間が普段使用している言語）で記録された非構造化データがほとんどです．これらの電子化された大量の医療情報を診療支援や臨床研究に利用するためには，自然言語処理（Natural Language Processing: NLP）が必須です．

　自然言語処理とは，自然言語による人間とコンピュータのコミュニケーションの実現や，膨大な自然言語の文章データから有益な情報を抽出することを目的とした技術です 図2-3 ．

　「私は子供と赤いトマトを食べました」の文章を例に自然言語処理の流れを説明します．形態素解析により，「私―は―子供―と―赤い―トマト―を―食べ―まし―た」のように文章をそれぞれの意味のある最小の単位に分割して品詞などの情報に分割します．次に構文解析により，文章を構成する全ての単語の位置関係を決めて，意味解析により教師データに基づいた意味を理解して正しい構文として選択します．ここで，例文は「私は　子供と赤いトマトを　食べました」と「私は子供と　赤いトマトを　食べました」の 2 つの解釈が考えられますが，教師データより私と子供は関係性が高い，子供と赤いは関係性が低い，赤いとトマトは関係性が高いと判断して「私は子供と　赤いトマトを　食べました」が選択されます．このように，自然言語処理において文章から品詞や主語述語などに記しを付けて教師データを作成する必要があります．つまり，有名な IBM の Watson が**コグニティブ**（Cognitive，認知）システムと呼ばれているように，自然言語処理を用いたディープラーニングは，意味を理解しているのではなく，学習により適切な答えが導き出せるシステムと考えられています．自然言語処理は，スマートスピー

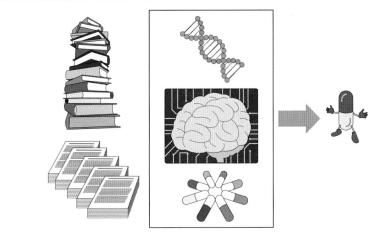

図 2-3　自然言語処理

大量の診療データがデータベースに蓄積されていますが，これら非構造化データである医療情報を診療支援や臨床研究に利用するためには，自然言語処理（NLP）が必須です．これらを医療に応用してゲノムから遺伝子を特定する研究が行われていますが，この研究では，人間ではとても読破できない研究論文や薬の特許情報をもとに，治療の方針を導き出すことができます．

カや介護用などのコミュニケーションロボットとして生活に浸透してきており，Google社の Transformer や Bidirectional Encoder Representations from Transformers（BERT），文章生成 AI である Generative Pre-trained Transformer 3（GPT-3）などが知られています．医療分野でも，電子カルテ，読影レポートの自動作成や，対話型CAD などのユーザインターフェースとして利用されています．

　これらの医療応用として文字列から単語を発見するように，4 種類の塩基の配列であるゲノムから遺伝子を特定する研究があります．この研究では，疾患のある患者から突然変異を起こしてがんを生み出す遺伝子を特定して，その遺伝子に合わせた薬を投与する「ゲノム（全遺伝情報）治療」を行っています．このシステムでは，人間ではとても読破できない 2000 万件を超える研究論文，1500 万件を超える薬の特許情報を学習して，10 分程度で根拠とともに解決策を提示することができます[19]．これまでにも，骨髄異形成症候群の解明，免疫系を回避するがん細胞のゲノム異常の解明，加齢に伴う正常組織の遺伝子異常とがん化のメカニズムの解明など画期的な結果をいくつも残しています．今後，ディープラーニングが，全ての疾患と治療法の特定ができるわけではないでしょうが，これまでの膨大な資料と，これから新たに発表される資料を用いて，医療，創薬事業への寄与や AI ホスピタル（Ⅰ-7-①）への支援など，ディープラーニングが医療において大きな役割を担い始めています．

CAD（コンピュータ支援診断）

Summary

1. CAD とは，医師にコンピュータが「第2の意見」を提示して進める診断.
2. 伝統的 CAD からディープラーニングを用いた AI-CAD へ.
3. CADe は存在診断を支援，CADx は鑑別診断を支援.
4. CADt は対処の緊急性を提示・警告，CADa/o は画像の取得／最適化を支援する.

　CAD とは，医用画像をコンピュータによって定量的に分析し，その結果を「第2の意見」として利用する医師による診断です．CAD の利用には，使用法に関する厳格なルールがあり，「医師は CAD の結果なしで読影」，その後「CAD の結果を参照して"医師が"最終診断をする」というものでした．商用化としては，1998 年に米国のベンチャー企業である R2 Technology 社（現 Hologic 社）が検診マンモグラフィ専用の CAD システムとして食品医薬品局（Food and Drug Administration: **FDA**）の認可を得ました．2001 年には，CAD の利用に対して医療保険（Medicare & Medicaid）の適用が可能になり，CAD の普及に拍車がかかりました[23]．その後，マンモグラフィ以外にも，胸部 X 線写真や CT 画像などの画像診断領域の CAD も商用が行われました．しかし，CAD の成功例は，米国におけるマンモグラフィのみであり，日本においては，唯一薬機法の承認を得たマンモグラフィにおいてもコスト，性能，ワークフローなどの問題により，あまり普及しませんでした．このような問題を解決する次世代型の CAD として **AI-CAD** と呼ばれるディープラーニングを用いた CAD が注目されるようになりました 図3-1 ．その結果，前述したような従来型の CAD は伝統的（Traditional）CAD と呼ばれるようになりました[24]．

　伝統的 CAD は，画像中の認識対象の特徴量（がんの形状や濃度情報など）を開発者が苦労して抽出して，その特徴量を識別するソフトウエアを構築する必要がありました．それに対して，AI-CAD は，データにより学習をして自ら特徴量を作り出すことができ，識別も全て学習で行うことができます．伝統的 CAD と比べて AI-CAD の性能が優れていることを報告する論文がいくつも発表され，それに伴い CAD が多様化し始めています．現在，単に CAD とは表記せず下記に示すように分類されるようになってきました 表3-1 ．

　「**CADe**」は，コンピュータ支援検出（Computer-Aided Detection）であり，病

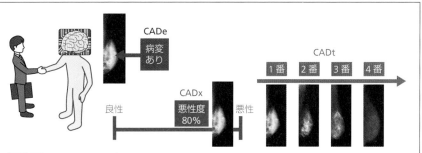

図3-1 AI-CAD の概念

従来，開発されてきた伝統的 CAD は，認識対象の検出だけを行う CADe だけでしたが，AI-CAD の出現により鑑別診断を支援する CADx，対処の緊急性を提示・警告する CADt など多岐にわたる診断支援機能が期待されています．

表3-1 CAD の目的機能別分類

CADe	Computer-aided detection	マークや領域を囲んで異常部分を提示（支援検出）
CADx	Computer-aided diagnosis	病変の種類，悪性度，病期，進行など病変の特徴や評価を提示（支援鑑別）
CADe/x	Computer-aided detection/diagnosis	支援検出と支援鑑別の両方
CADt	Computer-aided triage	緊急性の高い患者の検知や診断の優先順位などを提示（優先順位付け）
CADa/o	Computer-aided acquisition/optimization	画像や診断信号の取得と最適化を支援（支援取得/最適化）

（FDA: https://www.fda.gov/media/135712/download より改変）

変などの検出を支援します．「**CADx**」は**コンピュータ支援診断**（Computer-Aided Diagnosis）であり，悪性度などを数値で定量的に示して鑑別診断を支援します．さらに最近では「**CADe/x**」と分類される検出と診断の両方を支援するシステムも出てきました．「**CADt**」は，CADe，CADx の技術を応用・拡張して読影する前の画像を分析して，疾病に対する対処の緊急性の有無や読影の**優先順位付け**（Prioritization）を提示するシステムで，**トリアージCAD** と呼ばれています．これまでとは少し異なりますが，「**CADa/o**」は，**コンピュータ支援取得/最適化**（Computer-Aided Acquisition/Optimization）と呼ばれ，心エコーで実用化されました．これは，AI によりガイドされて検査を進めることによって未熟な検査者でも習熟した検査者と同等の結果が得られる可能性があり，画像取得後の診断だけでなく，画像取得時まで AI の可能性が及んでいることがわかります．

2 CAD の 利 用 形 態

Summary

1. セカンドリーダー型は医師単独の読影後に CAD の結果を参照して読影.
2. インターラクティブ型は医師が CAD を操作しながら読影.
3. 同時リーダー型は CAD の結果を最初から見て読影.
4. ファーストリーダー型は，CAD が単独で解析する半自動型読影.

　前項に記載したように CADe，CADx，CADt など CAD の目的機能の多様化が進んでいます[25]．さらに目的機能の多様化に伴って，利用形態も進化しています．ここでは順次商用化されつつある CAD の利用形態について記載していきます 図 3-2 ．

　「セカンドリーダー（Second Reader）型」は，まず医師は CAD の結果を参照せずに読影し，その後に CAD の結果を「第 2 の意見」として参照して最終診断を行う利用形態です．1998 年に FDA 承認のマンモグラフィ CAD 以降，伝統的 CAD は，全てセカンドリーダー型 CAD であり，2 回読影する必要があるために読影時間が長くなる傾向がありました．

　「インターラクティブ（Interactive）型」は，病変部位に CAD マーカーは示さないが，医師が画像上の気になる所をクリックしたときにのみ CAD の結果やアノテーション（解析結果の説明）が示される進化したセカンドリーダー型 CAD です．マンモグラフィで商用化されており，セカンドリーダー型のように独立した 2 回の読影ではなく，医師が読影中に「第 2 の意見」を得たい部分をインターラクティブに参照できるため，読影時間の増加を抑えることが期待されています．

　「同時リーダー（Concurrent Reader）型」は，CAD の結果を最初から見て，読影の参考にするもので，セカンドリーダー型よりも読影時間の短縮が期待されます．これまでに，胸部 CT，3D 乳房超音波画像，デジタルブレストトモシンセシスを対象とした CAD が商用化されています．これらは 3 次元画像であるため，1 症例あたり大量の読影枚数が必要になり，さらに検診などでの利用を考えると読影時間が長くなるため，同時リーダー型により読影時間を短縮しながら，効率よく読影を進めることが期待されています．そのため，今後もこの同時リーダー型 CAD の開発が活発に進められていくと考えられます．

　「ファーストリーダー（First Reader）型」は，CAD が単独で解析処理を行い，医師

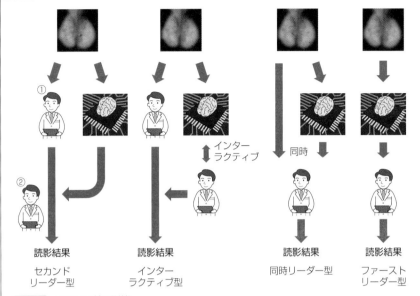

セカンド　　　　　　インター　　　　　　同時リーダー型　　　ファースト
リーダー型　　　　　ラクティブ型　　　　　　　　　　　　　　リーダー型

図 3-2 CAD の利用形態

セカンドリーダー型は，① CAD なしの読影，② CAD ありの読影で最終診断は医師が行います．インターラクティブ型は，医師が CAD を利用したいときに表示させて最終診断に利用します．同時リーダー型は，医師と CAD が同時に診断して最初からその結果を見て最終診断を行います．ファーストリーダー型は，CAD が医師がチェックすべき画像を選定するため半自動診断に相当します．

がチェックすべき画像と明らかに正常でその必要がないものを選定するタイプの CAD であり[26]，正常の判定は半自動診断に相当します．大半が正常症例である検診などでの利用が期待されていますが，乳房画像を対象とした FDA 承認機はまだありません．しかし，2020 年に CE 規格認証（欧州の薬事承認）を得たものがあり，これはマンモグラフィで 97％の正常例を除外することが報告されています．これにより，医師は異常と判定された症例のみに集中できますが，提示されなかったものは完全な見落としとなる危険性があるため，同時リーダー型に近い全例を示すタイプも提案されています．このように，ファーストリーダー型 CAD は，読影精度の向上だけでなく，読影のワークフローを改善することも期待できます．放射線画像診断領域の読影は，病変の特徴（微細，低コントラストなど）や画像上に現れない解剖学的な知見を用いることが少なくないため，どこまで専門家の読影能力に迫れるかが課題であり，その他にも導入にはまだまだクリアすべき課題が多くあると考えられます．

AI-CAD の 未 来

Summary

1. アルゴリズムをロックしない可変型のプログラム医療機器に対しても理解が進んでいる.
2. 導入後学習機能付 CAD の普及が予想される.
3. 自動診断に近い CAD も商品化されている.
4. 他分野との融合による CAD の可能性が広がっている.

2021 年 FDA から「Artificial Intelligence/Machine Learning (AI/ML)-Based Software as a Medical Device (**SaMD**) Action Plan」が発表されました[27]. この Action Plan では, AI のバージョンアップについて運用面も含めた具体的な方針が示される予定で, アルゴリズムをロックしない可変型のプログラム医療機器に対しても理解が進んでいくと考えられています. 日本においても継続した改良を可能とする承認審査制度である **IDATEN** (Improvement Design within Approval for Timely Evaluation and Notice) があり, 性能等の向上が維持されるプロセスが構築されていれば, プログラムの改良が可能となります. そのため, 臨床導入後でもシステムの性能向上や施設の診療に特化したシステムの改良が可能となり, システムが変化することが価値となることも考えられます.

　心臓 MR 画像を対象とした心疾患診断支援 AI システムが FDA の承認を得ました. 導入後にクラウド上に蓄えられた新しいデータによって, 年 5 回程度再学習されてプログラムが更新されます. このように臨床現場に導入後に新しいデータの追加・再学習により, どんどん賢くなる CAD を「**導入後学習機能付 CAD**」と呼び[25], 今後 AI-CAD の主流になることが予想されます. これにより, 専門病院やクリニックのように特化した疾患を取り扱う医療施設に合わせたオリジナルの CAD やメーカーのみならず, ユーザーが導入後にカスタマイズできるなど**市販後学習**によるカスタマイズの可能性が広がります. 一方で無限に増えるバージョンに対して, 医療機器は品質, 有効性および安全性の確保を行い臨床現場で実装させることが求められているため, カスタマイズによる性能の悪化や責任の所在を明確にすることや診断の標準化において偏ったシステムの導入は好ましいのかなど解決しなくてはいけない課題が沢山あります.

　2018 年 4 月に糖尿病網膜症の診断の向上を目的とした CAD が, FDA の承認を取得

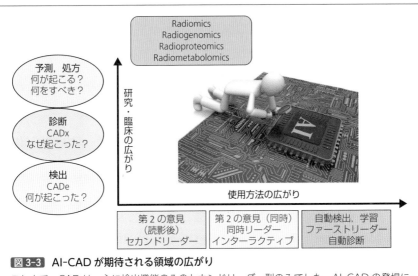

これまで，CAD は，主に検出機能のみのセカンドリーダー型のみでした．AI-CAD の登場により産業界は利用形態の広がりを求めてファーストリーダー型や自動診断へと右に向かって広がりを見せています．一方，研究や臨床は，何が起こったか？（検出）なぜ起こったか？（診断），何が起こりそうか？（予測），何をすべきか？（処方）など期待される役割を求めて上に向かって広がりを見せています．さらに他分野との融合により更なる可能性が期待されています．

しました[28]．この CAD は，眼底写真をディープラーニングで解析するもので，眼底写真をシステムに入力すると，「糖尿病を検出: 専門医の受診を勧める」「未検出: 12 カ月以内の再検査を勧める」，あるいは「画質の不具合を指摘: 再撮影」との結果が提示されます．このようなシステムは，**自律診断**（Autonomous Diagnosis）や AI ドクターなどと呼ばれ，専門医の診断がなくてもかかりつけ医（Health Care Providers）などでも利用できる新たなジャンルの AI 医用機器です．このように自動診断に近い，新しいジャンルの AI-CAD も商品化されてきています．

　このように AI-CAD は，産業界（商品化）によりセカンドリーダー型からファーストリーダー型や自動診断へ「使用方法」が広がっていきました **図 3-3** ．一方，AI の研究や臨床分野は，単なる疾患検出から診断そして処方まで含めた予後・予測による支援へと期待される役割が広がってきました[29]．さらに，医用画像から病変の生物学的な特徴を読解する **Radiomics** CAD や，遺伝学的情報を関連させる **Radiogenomics** CAD，タンパク情報と関連させる Radioproteomics，代謝情報と関連させる Radiometabolomics など他分野との融合により画像解析だけでは得られない新たな次元へと進化していきつつあります．

1 クラス分類

Summary

1. 医用画像のクラス分類には CNN が用いられている.
2. CNN は, 主に入力層, 畳み込み層, プーリング層, 全結合層, 出力層から構成されている.

　クラス分類（以下, 分類）とは, 種類別や似たものをまとめたり, 全体をいくつかの集まりに分けることを意味します. 画像の分類では, 一般物体認識のコンペティション ImageNet Large Scale Visual Recognition Challenge（**ILSVRC**）が有名であり, 画像を 1000 クラスの自動分類させて, その時のエラー率を競わせるものでした. 2012 年以前は, 画像局所特徴量とサポートベクターマシンなどを組み合わせた手法により性能の向上が試みられてきました. しかし, 2012 年にトロント大学の Alex Krizhevsky 氏らのグループが, ディープラーニングの一つである畳み込みニューラルネットワーク（Convolutional Neural Network: **CNN**）を用いて他のチームを圧倒したことで, 一躍ディープラーニングが有名になりました. これをきっかけに, 世界中の多くの研究者が画像認識にディープラーニングを用いるようになりました. 現在, 一般画像においては, ディープラーニングは人間の認識能力を上回っていると考えられています.

　医用画像を用いた分類では, 病変の良悪性鑑別や形態分類などがあげられ, 高い精度が期待されています. CNN は, 特徴量抽出から特徴量の統合までを学習により自動で最適化することができるため, 専門知識が不足していても高い精度で医用画像を分類する可能性があります. CNN は, 主に入力層（Input Layer）, **畳み込み層**（Convolution Layer）, **プーリング層**（Pooling Layer）, **全結合層**（Fully Connected Layer）, 出力層（Output Layer）などから構成されています 図4-1 [30]. 例えば, 画像分類の基本的な構造は, 入力層に画像を入力すると, 畳み込み層で輪郭など目的に合った画像の特徴（**特徴マップ**）を抽出します. プーリング層では, 画像を縮小することでちょっとした位置の違いがあっても同じ特徴量が抽出でき, 計算も早くなります. CNN は, これら畳み込み層とプーリング層を複数回通って画像から多くの特徴量を取りながら, 全結合層に入力します. 全結合層では, 抽出した特徴量を統合して画像の分類を行い, 出力層で分類したい分類ごとの確率を出力します（詳細は Ⅰ-4 を参照）. これらの構造は, 多くの研究者により開発されており, LeNet, AlexNet, VGGNet, ResNet, GoogleNet

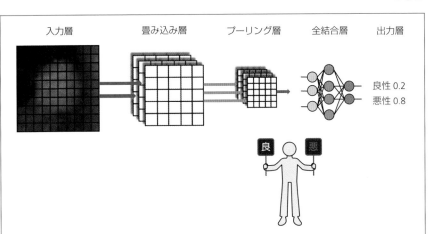

入力層　　　　　畳み込み層　　　　プーリング層　　　全結合層　　　出力層

良性 0.2
悪性 0.8

良　　悪

図4-1 CNN による画像分類

CNN を用いて良悪性鑑別を行う場合，マンモグラフィ画像から悪性，良性の画像を入力して畳み込み層，プーリング層で画像の特徴を抽出します．図では 1 回しかありませんが，畳み込み層とプーリング層を複数回設置して画像から，悪性，良性に関するできるだけ多くの特徴量を取り出します．その後，全結合層で抽出した特徴量を統合して画像の分類を行います．多くの場合，出力の総和が 1 になるように正規化して利用されます．ここでは，良性の確率が 0.2,悪性の確率 0.8 なので，悪性に分類します．

表4-1 代表的なネットワーク構造

LeNet	Yann LeCun らによって手書き文字を認識するために開発されました．主に 2 つの畳み込み層・プーリング層と 3 つの全結合層からなります．
AlexNet	Alex Krizhevsky らによって一般物体認識のために開発されました．主に 5 層の畳み込み層と 3 つの全結合層からなります．
VGGNet	オックスフォード大学の VGG (Visual Geometry Group) によって一般物体認識のために開発されました．VGG-16 は 13 層の畳み込み層・プーリング層と 3 層のフル結合層からなります．VGG-19 はこれを 19 層にしたものです．
ResNet	Kaiming He らによって一般物体認識のために開発された最大で 152 層の多層のネットワークです．これまで層が深すぎると性能が低下することが知られていましたが，ある層に与えられた入力をそれよりも少し上位の層の出力に追加するスキップ接続により勾配消失や発散を防いで性能を向上させました．
GoogleNet	Google の研究者によって一般物体認識のために開発されました．主に 22 層構成され，Inception モジュールと呼ばれる小さなネットワークを用意して，これを多数重ねていくことで 1 つの大きなネットワークを作ります．

などのネットワークが代表的です **表4-1** ．さらに現在，学習により特徴量マップのどの部分に着目すべきかを取得して，特徴量マップに重みづけをするアテンションを利用したネットワークが注目されています．

2 乳房画像の分類例

Summary

1. 分類には，要精査と正常を分類や良悪性鑑別に用いられている．
2. 主観的に難しい分類である乳房構成でもディープラーニングが用いられている．

　ディープラーニングを用いて画像を分類する CAD システムの研究や商品化が行われています．マンモグラフィの腫瘤性病変の良悪性鑑別や超音波画像から浸潤がんと非浸潤がんなどの病理組織型の分類，病理画像から非浸潤性乳管がん（DCIS）と浸潤性乳がんを分類するなど臨床現場においても期待されている技術です．

　ドイツの vara 社は，CAD が単独で解析処理を行い，医師が読影すべき画像と明らかに正常でその必要がない画像を分類するシステムにより欧州の薬事承認といえる CE 規格認証を得ています（FDA 認証は未取得）[31]．このように半自動診断に近いファーストリーダー型のシステムも登場し，ますます実臨床に使用されてくることが予想されます．

　診断領域だけでなく，乳腺濃度を分類（Ⅲ-2-[1]）した乳房構成でも期待されています 図4-2 ．乳腺濃度が高い場合，乳がんの罹患率が高いだけでなく，その受診者のマンモグラフィにおける乳がんの検出感度が低下することが知られています．乳腺濃度は，乳房画像診断を専門とする医師が，マンモグラフィガイドラインを基に判定した場合でも一致率が低い症例があります．さらに 2014 年に発表された ACR BI-RADS では，乳腺の割合を示す規定値が記載されておらず，乳腺濃度を主観的に判断することは困難な症例があることは否定できません．この問題点を解決するためにソフトウエアを用いて客観的に乳腺濃度を提示する手法が提案されています．多くのソフトウエアは，マンモグラフィのアプリケーション機能として付属しており，乳房の厚みを考慮して画素ごとに乳腺割合を算出して統合することで体積割合を算出する画像特徴量を用いた手法です．

　それに対して，densitas 社（カナダ）はディープラーニングを用いて乳腺濃度を分類する方法を提案し，さらに画質やポジショニングを評価して不適切な画像を分類するシステムでFDA の承認を得ています．また，iCAD 社（アメリカ）は，マンモグラフィを対象とした乳腺濃度分類だけでなく，DBT（Digital Breast Tomosynthesis）から合成 2D 画像を作成して乳腺濃度分類を行うシステムが FDA の承認を得ています．日本においてもいくつかの研究が行われており，ディープコンボリューションニューラル

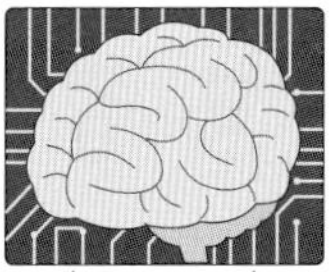

正解率
163/240
67.9%

	脂肪性	散在	不均一高濃度	極めて高濃度
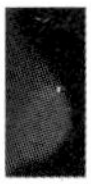	42	12	5	1
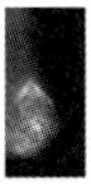	7	38	13	2
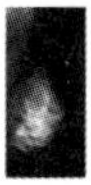	1	14	35	10
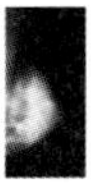	0	2	10	48

図 4-2 乳房構成の混同行列

乳房構成に関してトレーニングデータとバリデーションデータを用いて学習し，テストデータを用いて分類精度を評価した混同行列です．乳房構成は 4 つのクラスがあるため，それぞれのクラスの一致度から正解率は 67.9％となります．高濃度（不均一高濃度，極めて高濃度）と非高濃度として分類する場合には，2 クラスとなるため，正解率は 85.8％（202/240）となります．これに，感度，特異度，陽性適中率，陰性適中率などの指標も用いることができます．

ネット（Deep Covolutional Neural Network: DCNN）と対策型検診（Ⅲ-1-□）で撮影されたマンモグラフィ 1106 枚を使用して，乳腺濃度を 4 つのカテゴリーに自動分類する手法が報告されています [32]．これらの研究では，画像を 1/15 倍に縮小して AlexNet によって分類を行い，分類における正解であるゴールドスタンダード（GS）と一致率を確認しています．GS は，5 名の医師の合議制により決定しており，この研究では，90％を超える一致率を得ています．このように，主観的に難しい判断においてもディープラーニングを用いて分類することが可能であることが検証されています．

1　推定する

Summary

1. 推定には回帰分析が用いられる.
2. 回帰分析にも CNN が用いられる.
3. 回帰分析は確率や悪性度などの連続値として予想する.

　推定には**回帰分析**が用いられ, 連続する入力値 x を用いて, 目的の出力値 y を予測します. 入力値 x は値が変動するいくつかの因子 (説明変数), 出力値 y は説明変数が変動した結果の値 (目的変数) であり, これらをモデルすることが回帰分析です.

　もっとも単純なのが, x が 1 次元のときで「y=ax+b」のように説明変数が 1 つなので「単回帰分析」と呼びます. 例えば, 身長 x と体重 y の関係がデータセットからわかっていれば (モデル化されていれば), 身長 x がわかれば大体の体重 y を推定できることになります 図5-1 .

　さらに, 1 つの因子だけではなく複数の因子が関係している場合には「$y = a_1 x_1 + a_2 x_2 + a_3 x_3 \cdots\cdots + a_n x_n + b$」のように複数の説明変数が必要になり, 「**重回帰分析**」と呼びます. 例えば, 心筋梗塞になる確率を求める場合に, できるだけ多くの人から年齢 x_1, 血圧 x_2, 体重 x_3 などのデータを収集します. それらをセットにして学習することで, 心筋梗塞になる確率を予想できる回帰式が作れます. 学習とは, 出力値を教師データに近づけるために最適な a_1, a_n などの値を求めていく作業です. これにより未知のデータに対しても回帰 (予想) ができるようになります. x が画像データであっても, 目的の出力値 y が連続値のときは, 上記と同様に回帰モデルと呼びます. これらのモデルは, Ⅱ-4-①のクラス分類でも使用されていた CNN とほぼ同じモデルが用いられています. この他にも Ⅰ-5-①で記載されているサポートベクターマシンやランダムフォレストなどより高度な回帰を行う方法が提案されています.

　クラス分類の場合は, 心筋梗塞に「ならない (0)」または「なる (1)」のように 2 クラスに分類されるように学習を行います. 回帰の場合には, 「心筋梗塞になる確率」を連続値として予想します.

　医用画像では, ノイズやボケを推定して画質を改善する処理や胸部 X 線画像の骨成分を推定して抑制することで読影をしやすくすることなどに回帰問題が応用されています. さらに 3 次元ボリュームデータ, 動画データからスライス位置を推定したり, CT

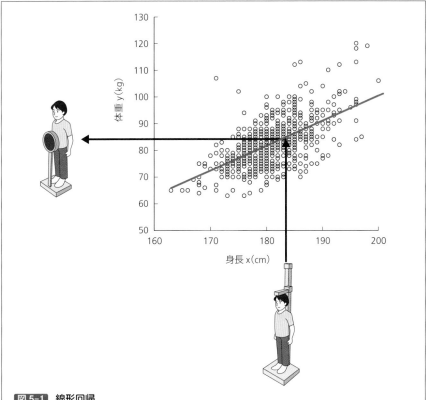

図 5-1 線形回帰

図は，プロ野球選手の身長と体重の関係です．ある選手の体重 y を予測することを目的とします．図のように体重 y と身長 x がモデル化されていれば，身長から体重が予測できます．機械学習では，身長と体重の関係を知ることが目的ではなく，学習により身長から体重を推定できるモデルを獲得することを重要視しています．

と PET など異なる医用画像の位置合わせ（レジストレーション）などにも応用されています．今後も，医用画像や医学検査から得られた値を基に疾患のリスク推定を行うことや疾患の類似度の推定を行うことによる治療方針の決定など，ディープラーニングにより，これまで得られなかった新たな臨床的指針の取得につながることが期待されています．

2 乳房画像の推定例

Summary

1. 悪性度を推定できるシステムが商品化されている.
2. 類似度を推定できるシステムが商品化, 研究されている.
3. 5年間の乳がんリスクを予測する研究が報告されている.

推定は, 医用画像に対しても様々な用途で期待されています. 例えば, ノイズを推定することによる**ノイズ低減処理**や, X線画像からの**年齢推定**, 2つの画像検査の位置合わせ (**レジストレーション**) を行うためのパラメータを推定する方法などがあります. 乳房画像に対しても研究や商品化が進んでいます.

ScreenPoint Medical 社 (オランダ) は, マンモグラフィと DBT (Digital Breast Tomosynthesis) に対応したシステムで FDA の承認を得ています. このシステムは, 症例ごとに 10 段階で画像の重要度 (悪性の病変が存在する確率) が表示されます. また, マンモグラフィ上で病変の可能性が高い領域をクリックすると領域単位で 1 から 100 の悪性度が表示され, さらに DBT 上で最も病変が見つけやすいスライスを自動で提示してきます. iCAD 社 (アメリカ) の DBT に対応したシステムも FDA の承認を得ており, 病変単位と症例単位で 0 から 100 の悪性度を表示します. その他にも CureMetrix 社 (アメリカ) や Zebra Medical Vision 社 (イスラエル) や Therapixel 社 (フランス) が, 症例単位での悪性度に応じて読影の順位付けを提示するシステムで FDA の承認を得ています. このように画像・症例単位や病変・領域単位で悪性度などの連続値を推定する CADt に相当するものが商品化されており, 読影性能の向上や読影時間が短縮されることが報告されています 図5-2 .

乳房超音波検査は, アメリカにおいてもデンスブレストの有効な診断ツールとして用いられていますが, Koios Medical 社 (アメリカ) は, 乳房超音波の AI 診断システムの良悪性鑑別で FDA の承認を得ています. 特別なシステムを導入することなくソフトウエアとして動作し, 病変の領域を手動で囲むことにより, 悪性度の算出を行うことができます.

Qlarity Imaging 社 (アメリカ) は, 乳房 MRI 用の CADx で FDA の承認を得ています. 悪性度の提示だけでなく, 大量の画像データの中から類似度を推定して画像検索する機能を有しています. マンモグラフィに対しても類似度を推定する研究が実施されています [33]. 類似度の推定は, 過去の診断・治療履歴から, 現在の症例の診断・治療の

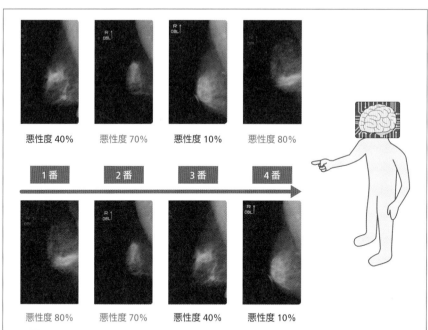

悪性度 40%　　悪性度 70%　　悪性度 10%　　悪性度 80%

1番　　2番　　3番　　4番

悪性度 80%　　悪性度 70%　　悪性度 40%　　悪性度 10%

図 5-2　悪性度に基づいた読影順の提示

ディープラーニングにより画像ごとに悪性度（悪性の確率）を推定します．その後，検査順ではなく，悪性度に基づいた読影順を医師に提案します．これにより，読影性能の向上や読影時間の短縮など読影フローの改善が見込まれます．

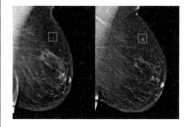

図 5-3　乳がんリスクを予測するモデル

このシステムでは，画像，遺伝子，ホルモン，妊娠，授乳，食事，体重の増減などに基づく 5 年以内に乳がんになるリスクを評価できます．
WEB サイトより転写（https://people.csail.mit.edu／tals／publication／mammo_risk／）
（Yala A, et al. Radiology. 2019; 292: 60-66 [34]
より）

指針を得ることができるため，期待される技術の一つです．

　さらに画期的な推定に，マンモグラフィから今後 5 年間の乳がんリスクを予測する研究が報告されています **図 5-3** [34]．マンモグラフィから，手術歴や年齢や閉経後のホルモン因子などを推定することができ，同グループはスウェーデンと台湾でもモデルの実証に成功しています．さらにこれらはがんのサブタイプにも依存しないと報告されています [35]．これは，現在，日本の乳がん検診でも検討が始められている個別化・**層別化**へ寄与が期待できる技術です．

1 検出・領域分割

Summary

1. 物体検出は，画像の中から目的とする対象物を見つけ出す方法.
2. 物体検出の方法には R-CNN，YOLOv3，SSD などがある.
3. 領域分割（セグメンテーション）は対象物を画素で精密に切り出す方法.
4. 領域分割の方法には FCN，SegNet，U-Net などがある.

　画像に複数の対象物が存在する場合や画像内での対象物の位置を知りたい場合には，クラス分類では不十分です．そのため，画像の中から目的とする対象物を見つけ出す**物体検出**（Detection）が必要となります 図6-1 ．物体検出は，すでに身近な機器にも採用されており，デジタルカメラの顔認証機能や自動運転における車両検出機能などにも利用されています．ディープラーニングを用いた物体検出は大きく 2 つに分けることができます．まず，画像全体から検出したい対象物がありそうな領域を矩形（Bounding Box，バウンディングボックス）で囲んで取り出します．その後，**バウンディングボックス**内に検出したい対象物があるか分類します．これらの有名なモデルとして R-CNN (Regions with CNN)，**YOLOv3**（You Only Look Once version 3），SSD（Single Shot multibox Detector）などがあります．

　さらに対象物を画素で精密に切り出したい場合には，**領域分割**（Segmentation，セグメンテーション）が必要です 図6-1 ．**セグメンテーション**を行うと画像を一つひとつの画素レベルで把握することができるため，より詳しく分析できる可能性があります．例えば，犬の顔や耳などをパートごとに分けることで犬種を特定することができます．セグメンテーションには 3 つの種類があり，セマンティックセグメンテーション (Semantic Segmentation) は，画像内の全ての画素がどのクラスに属するかを分類するため，検出したい対象が重なっている場合には，同じクラスとして認識されてしまいます．そのため，物体ごとの検出ができません．インスタンスセグメンテーション（Instance Segmentation）は，画像内の画素がどの物体クラスに属するか，どのインスタンスに属するかで分類するため，物体がある領域を画素単位に分割し，さらに物体の種類を認識します．そのため，画像全ての画素ラベルを振ることは行いません．パノプティックセグメンテーション（Panoptic Segmentation）は，セマンティックセグメンテーションとインスタンスセグメンテーションを組み合わせた方法です．全ての画素にラ

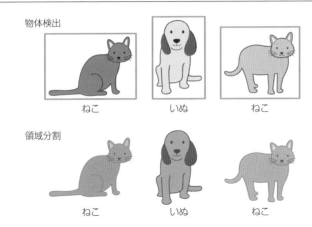

図 6-1 物体検出，領域分割の例

物体検出は，画像内の対象物を見つけ出して外接する矩形（バウンディングボックス）で物体の位置が示されます．「ねこ」と「いぬ」が検出されています．領域分割は，一つひとつの画素が何を意味するのかを知ることができます．「ねこ」は青，「いぬ」は赤となり，違う対象物は別の色で塗り分けられます．

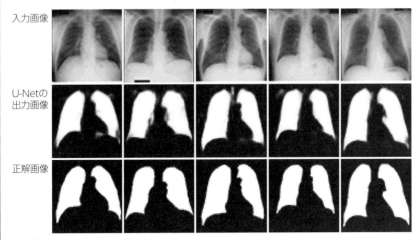

図 6-2 U-Net による領域分割の例

U-Net を用いた肺野領域のセグメンテーションを行った例です．胸部画像と正解画像は，Ⅱ-1-④でも紹介した miniJSRT_database を使用しています．
簡易な U-Net でも比較的うまく肺野が抽出できています．

ベルを振り，物体がある領域を数えて個別で認識します．これらの有名なモデルとして FCN（Fully Convolutional Network），SegNet，**U-Net** などがあります **図 6-2** ．

2 乳房画像の検出・領域分割例

Summary

1. マンモグラフィ診断に対して医師と同等または医師を上回る報告がある.
2. 3DUS, DBT の読影時間短縮の報告がある.
3. 超音波動画像をリアルタイムで処理するシステムが開発中.

　物体検出や領域分割は, 伝統的 CAD でも古くから用いられてきました. 放射線治療において は, 臓器ごとに与える線量を正確にシミュレーションするために臓器のセグメンテーションは欠かせない技術です. 画像診断においても, CADe, CADx として利用されており, 一般的にも CAD としても想像がしやすい技術です.

　マンモグラフィに対しては, 多くの研究がありますが, 英国と米国の 28,953 枚のマンモグラフィを用いた研究が有名です. AI-CAD は, 医師と同等または医師 6 名の平均より性能が高く, AI-CAD を利用することで偽陽性率, 偽陰性率ともに減少したことが報告されました [36]. また, マンモグラフィの二重読影において第二読影医が, AI-CAD と第一読影医が異なる結果となった症例のみを読影することで第二読影医の負担を軽減することが期待されています [37]. さらに第一読影医を AI-CAD に置き換えた AI-CAD ＋第二読影医といった新たな読影フローへの可能性も考えられます. Ⅱ-1-②で記載した弱教師あり学習を用いた研究も進められています. 弱教師あり学習であるため, 病変位置情報などの教師データを用いず, 病変の有無をラベルとします. そのため, マンモグラフィ全体を処理して特徴マップを利用して病変の検出を行います 図6-3 . これにより最先端の研究と同程度の評価が得られたと報告しています [38].

　日本においても東京慈恵会医科大学附属病院と Google 傘下の DeepMind Health 社が 30,000 人のマンモグラフィ, 乳房超音波画像と 3,500 人の MRI 画像を用いて乳がん検診のためのシステムの開発を行っています. 一般社団法人 CSPOR-BC では, DLADS (Deep Learning-based Automated Diagnostic System in classifying mammographic lesions) を実施しており, 21,456 枚（乳がん 5,233 枚, 良性病変 5,209 枚, 正常乳房 11,014）を用いて感度, 特異度ともに 80％以上となるシステムの開発を行っています [39].

　乳房超音波像に対しては, 日本でも複数のグループが研究を行っていますが, 日本超音波医学会が「人工知能の利活用を見据えた超音波デジタル画像のナショナルデータベ

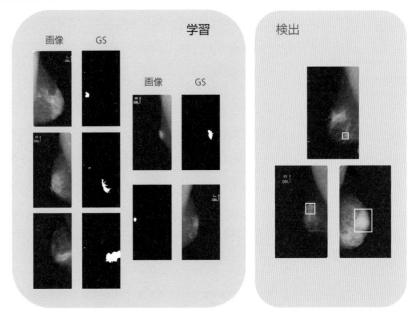

図 6-3 マンモグラフィ病変のアノテーション

物体検出などのときにゴールドスタンダード（GS）を作成する作業を**ラベリング**と呼びます.
さらに複雑に病変の位置や辺縁などをマークすることを**アノテーション**と言います. 習熟した
医師により正確に GS を作成して学習させることで, 精度の高い検出が可能となります.

ース構築基盤整備に関する研究」を行っており, 日本初の質の高いデータベースにより
AI-CAD 開発の促進が期待されます. その他にも, 超音波動画像に対してリアルタイム
に処理をして病変の候補領域を検出するシステムが慶應義塾大学病院と企業の共同研究
として進められています [38]. この研究では, 超音波画像内の良悪性鑑別ではなく, 自動
運転の物体検出のように検査時にリアルタイムに異常所見の撮像見逃しを防ぐことに着
目しており, 画像内の検出だけなく撮像への支援となります.

　QView Medical 社の 3D 乳房超音波を対象とした AI-CAD や iCAD 社のブレスト
トモシンセシス（Digital Breast Tomosynthesis: DBT）を対象とした AI-CAD が
FDA の承認を得ています. 3D 画像は, マンモグラフィと比較して読影時間が長くなる
ことが懸念され, 同時リーダー型を用いることにより読影時間を短縮できたことが報告
されています [39]. MRI, PET など医用画像において最も期待される技術であり, 現在
も多くの研究や製品化が進んでいます.

1　画像生成例

Summary

1. 超解像処理により解像特性が改善できる.

2. オートエンコーダによりとノイズ特性が改善できる.

3. GAN により偽物の画像生成や別の種類への画像変換ができる.

　ディープラーニングを使用して新たな画像を生成することができます. ここでは, 画像改善 (画像処理), 画像生成について記載します.

画像改善・画質改善 (画像処理) 図 7-1

　ボケた画像や解像度の低い画像は, 画像診断に必要な画像情報を充分得ることができません. またノイズについても同様でこれらの要因を改善するため, 古くから画像処理が用いられてきました. 近年, ディープラーニングを用いた手法が多く報告されています. 解像度を改善する方法として, 入力の低解像度画像と出力の高解像度画像 (正解) より入出力の関係性を学習することにより高解像度の画像を生成します. これは超解像処理と呼ばれ, **SRCNN** (Super-Resolution Convolution Neural Network) などが用いられています.

　ノイズ除去は, ノイズが付加された画像を入力として, ノイズがない (少ない) 画像が出力となるように学習させ, ノイズが付加された画像からノイズの少ない画像への復元方法を学習する手法を用います. これには, 畳み込み演算によって構成される**オートエンコーダ** (自己符号化器) などが用いられています.

画像生成

　敵対的生成ネットワーク (Generative Adversarial Networks: **GAN**) は, 2 つのネットワークが敵対的に競い合いながら学習を行い, 画像を生成するネットワークです 図 7-2 . 実在しない偽物の画像を生成したり, 別の種類の画像に変換することができます. GAN は, 主に生成器 (Generator) と判別器 (Discriminator) の 2 つのネットワークから構成されています. 生成器は, 偽物の画像を生成し, 判別器が実在する本物の画像か, 偽物の画像かを見破ります. これを繰り返すことで本物の画像と見分けがつかない偽物の画像が生成されます [42]. これには, Deep Convolution GAN (DCGAN) や CycleGAN など様々なネットワークが報告されています.

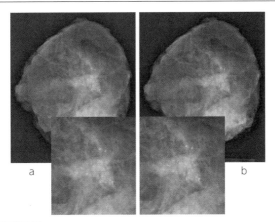

図 7-1 画質改善の例

a は低解像度画像を拡大補間した画像です．b は低解像度画像を SRCNN により高解像度化した画像です．標本画像でも分解能が向上していることがわかります．

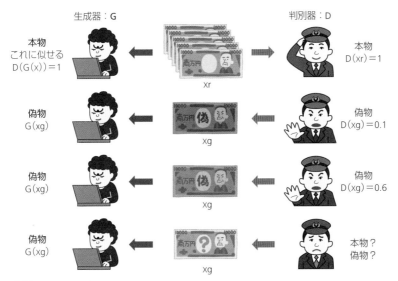

図 7-2 GAN の仕組み

GAN を偽札の偽造者と警察で考えてみます．偽造者（生成器 G）は製造方法を学習して精巧な偽札を作ります．それに対して警察（判別器 D）はより精度の高い偽札検出技術を学習します．この偽造者と警察が「イタチごっこ」をすることで最終的には見分けがつかない精巧な偽札ができます．

2　乳房画像の生成例

Summary

1. 画像改善や GAN は医用画像が抱えている課題を解決する可能性がある.
2. 画像改善や GAN の実臨床への応用はこれからの課題.
3. ディープラーニングにおけるデータの水増しに GAN が有効.

　画像改善・画質改善や画像生成は, 医用画像が抱えている課題を解決できる可能性があります. 例えば, MRI 撮影において高解像度の画像を得るためには, 長い撮像時間が必要になることや撮像視野 (Field Of View: FOV) が限定されるなどの条件とトレードオフとなることが知られています. また, マンモグラフィや DBT など X 線を利用する場合に, X 線量とノイズ特性はトレードオフの関係にあり, 撮影時の被ばく線量を低減させるとノイズ特性が悪化します. これらトレードオフの関係になる課題を解決する手段として, ディープラーニングによる**画像改善・画質改善**が用いられます. 画質改善は, 主に解像特性を改善する方法とノイズ特性を改善があります. 解像特性の改善は, **超解像** (Super-Resolution) として知られており, 解像度が低い画像の高周波成分を予測や復元して解像度を高める技術のことです. 微細な病変の特徴をもつ乳がんでは, 有効となり得る手法です. 学習には, 一般的に低解像度画像と高解像度画像を学習データとして用いることが多く, 同一の方法で縮小された画像以外に対しては性能が低下する問題点があります. それに対して, GAN を超解像度の技術に用いた SRGAN など多くの研究が行われています. GAN は, ペアではないデータから学習でき, 位置合わせも不要であり, 実際の低解像度画像を用いることができ, すでに MRI 等でも実用化が始まりつつある. ノイズ特性の改善においても GAN により生成した画像と高画質の画像を敵対的に評価して, 低画質画像に含まれるノイズと高画質に含まれるノイズの差を評価してノイズ抑制する方法などが実用化しています, ノイズだけでなく, 散乱線やアーチファクトの抑制にも応用されています.

　GAN については疑似的な画像生成や PET 画像から CT 画像の生成など別の医用画像への変換など未知の可能性を感じる楽しみな技術です. これらの有名な構成としてpix2pix や cycleGAN などがあります. これらの技術は, 真値との対比が難しく実臨床への応用としては慎重に進めなくてはいけません. しかし, GAN にはディープラーニングにおける重要な役割が期待されています. ディープラーニングは大量のデータを必

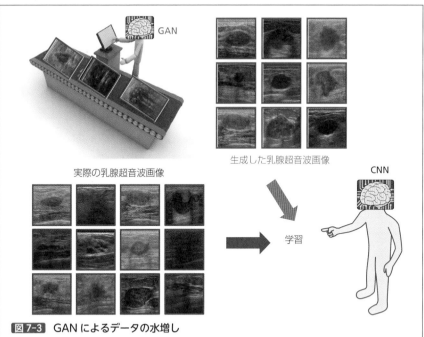

GAN

生成した乳腺超音波画像

CNN

実際の乳腺超音波画像

学習

図7-3 GAN によるデータの水増し

ディープラーニングは大量のデータを必要とします. そのため, GAN により乳腺超音波画像を水増しして, 実際の乳腺超音波画像と GAN で生成した乳腺超音波画像を組み合わせて学習に用いることで性能向上を目指します.

要としますが, 医用画像はデータの入手や正確なアノテーションを得ることは容易ではありません. そこで, **GAN** を用いた疑似的な画像生成によりデータを水増しする可能性が検討されています **図7-3** . GANを用いて病変ありとなしのROI画像を生成して, 実際のマンモグラフィとデータ拡張したマンモグラフィ, さらに GAN で生成したマンモグラフィを組み合わせて検出率が向上することを確認した研究が報告されています[43]. また, 乳腺超音波画像の良悪性鑑別のための症例の水増し[44] や, 腫瘍の発生および増大過程, 悪性転化の仮想画像などを作成し, 放射線科医でも実際の乳腺超音波画像と見分けられないほど精巧にできていることが確認されています[45]. このように, 本物の画像と区別がつかないほどそっくりな医用画像を合成できるため, データセットを必要な量まで効率よく増やせる可能性があります. そのため, GAN は希少疾患など限られた画像データで学習を可能にできるかもしれません.

　この他にも GAN をセグメンテーションに利用するなど様々な用途に使用されるようになってきました. まだまだ, 画像生成は, 多くのアイデアを取り入れた新しい分野への広がりが期待できます.

【参考文献】

1) 改正個人情報保護法. https://www.ppc.go.jp/news/press/2020/200612/

2) 医療分野の研究開発に資するための匿名加工医療情報に関する法律.
https://www.kantei.go.jp/jp/singi/kenkouiryou/jisedai_kiban/iryoujyoho_wg/dai1/siryou1.pdf

3) 辻井潤一. In: 産業技術総合研究所人工知能研究センター, 編. トコトンやさしい人工知能の本. 日刊工業新聞社; 2016.

4) 福岡大輔. 2020-2021年版 標準 医用画像のためのディープラーニング: 入門編. オーム社; 2020. p.11.

5) 坂本真樹. 坂本真樹先生が教える人工知能がほぼほぼわかる本. オーム社; 2017.

6) http://marathon.csee.usf.edu/Mammography/Database.html (accessed 2021/5)

7) http://peipa.essex.ac.uk/info/mias.html (accessed 2021/5)

8) https://wiki.cancerimagingarchive.net/display/Public/BREAST-DIAGNOSIS (accessed 2021/5)

9) https://wiki.cancerimagingarchive.net/display/Public/CBIS-DDSM (accessed 2021/5)

10) https://wiki.cancerimagingarchive.net/pages/viewpage.action?pageId=702308 (accessed 2021/5)

11) https://wiki.cancerimagingarchive.net/pages/viewpage.action?pageId=64685580 (accessed 2021/5)

12) https://github.com/DIDSR/VICTRE (accessed 2021/5)

13) https://www.cancerimagingarchive.net/collections/ (accessed 2021/5)

14) https://github.com/beamandrew/medical-data (accessed 2021/11)

15) https://www.kaggle.com/ (accessed 2021/11)

16) 内山良一. Radiomicsに関係した文献とデータベース等の紹介. 日本放射線技術学会画像通信. 2017; 40(1): 54-60.

17) Shiraishi J, Katsuragawa S, Ikezoe J, et al. Development of a digital image database for chest radiographs with and without a lung nodule: Receiver operating characteristic analysis of radiologists' detection of pulmonary nodules. AJR. 2000; 174: 71-74.

18) 村松千佐子. In: 藤田広志, 編. 2020-2021年版 はじめての医用画像ディープラーニング —基礎・応用・事例—. オーム社; 2020. p.55-66.

19) 山下康行. ドクターがやさしく教える！医療AI入門. 金原出版; 2019.

20) https://ubie.app/ (accessed 2021/5)

21) https://coughvid.epfl.ch/ (accessed 2021/5)

22) https://lifescience.fronteo.com/aidevice/dementia/ (accessed 2021/5)

23) 藤田広志. AI画像診断の全体像と将来の展望 —医師を助ける"第三の目"—. 情報処理. 2021; 62(2): 1-8.

24) 藤田広志. いま進化・多様化するコンピュータ支援診断 (CAD). 医用画像情報学会雑誌. 2019; 36(2): 25-29.

25) 藤田広志. 乳房領域へのAI応用の歴史とこれから. 臨床画像. 2019; 35(10): 1129-1138.

26) Rodriguez-Ruiz A, Lång K, Gubern-Merida A, et al. Can we reduce the workload of mammographic screening by automatic identification of normal exams with artificial intelligence？ A feasibility study. Eur Radiol. 2019; 29(9): 4825-4832.

27) https://www.fda.gov/media/145022/download (accessed 2021/5)

28) Abràmoff MD, Lavin PT, Birch M, et al. Pivotal trial of an autonomous AI-based diagnostic system for detection of diabetic retinopathy in primary care offices. npj Digital Medicine. 2018; 1: Article number 39.

29) 笠井聡. コニカミノルタにおける医療画像用人工知能 (AI) の開発. 日本赤十字社放射

JCOPY 498-16024

線技師会電子会誌. 2019; 11: 91–100.

30) 寺本篤司. In: 藤田広志, 編. 2020–2021 年版 はじめての医用画像ディープラーニング —基礎・応用・事例—. オーム社；2020. p.27–38.

31) Aboutalib SS, Mohamed AA, Berg WA, et al. Deep learning to distinguish recalled but benign mammography images in breast cancer screening. Clin Cancer Res. 2018; 24(23): 5902–5909.

32) Oshima A, Shinohara N, Kamiya N. Investigation of the effect of image resolution on automatic classification of mammary gland density in mammography images using deep learning. International Forum on Medical Imaging in Asia 2019. 2019; 14.

33) Muramatsu C. Overview on subjective similarity of images for content–based medical image retrieval. Radiological Physics and Technology. 2018; 11: 109–124.

34) Yala A, Lehman C, Schuster T, et al. A deep learning mammography-based model for improved breast cancer risk prediction. Radiology. 2019; 292: 60-66.

35) Yala A, Mikhael PG, Strand F, et al. Toward robust mammography–based models for breast cancer risk. Science Translational Medicine. 2021; 13, Issue 578, eaba4373.

36) NcKinney SM, Sieniek M, Godbole V, et al. International evaluation of an AI system for breast cancer screening. Nature. 2020; 577: 89–94.

37) Wu N, Phang J, Park J, et al. Deep neural networks improve radiologists' performance in breast cancer screening. IEEE Trans Med Imag. 2020; 39(4): 1184–1194.

38) Shen Y, Wu N, Phang J, et al. An interpretable classifier for high–resolution breast cancer screening images utilizing weakly supervised localization. Med Image Anal. 2021; 68: 101908.

39) Yamaguchi T, Inoue K, Tsunoda H, et al. A deep learning–based automated diagnostic system for classifying mammographic lesions. Medicine (Baltimore). 2020; 99(27): e20977.

40) 林田　哲, 北川雄光. 乳房超音波 AI 実用化に向けた研究開発. 乳癌の臨床. 2021; 36(1): 31-37.

41) 藤田広志. 乳房画像診断における AI 応用の現状. 乳癌の臨床. 2021; 36(1): 7-17.

42) 福岡大輔. AI による放射線技術の発展. 日本放射線技術学会雑誌. 2020; 76(11): 1197-1202.

43) Guan S, Loew M. Breast cancer detection using synthetic mammograms from generative adversarial networks in convolutional neural networks. J Med Imging. 2019; 6(3): 031411.

44) Fujioka T, Mori M, Kubota K, et al. The utility of deep learning in breast ultrasonic imaging: A review. Diagnostics. 2020; 10(12): 1055.

45) Fujioka T, Mori M, Kubota K, et al. Breast ultrasound image synthesis using deep convolutional generative adversarial networks, Diagnostics. 2019; 9(4): 176.

CHAPTER Ⅲ

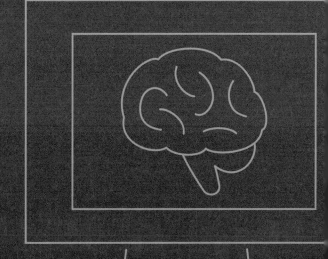

AI乳房画像応用

久保田一徳

1 乳がんの疫学

Summary

1. 日本では女性の 9 人に 1 人が乳がんになると言われ, 40 歳代後半からの罹患数が多く見られる.
2. **検診**には大きく分けて**対策型検診**と**任意型検診**がある.
3. 日本では, 40 歳代以上の女性に対して対策型検診として, 2 年に 1 度のマンモグラフィ検診が行われている.
4. 診療ではマンモグラフィと超音波が中心となり, 針生検での病理診断を行った上で手術・放射線や薬物療法を組み合わせた治療を行う.

　乳がんは, 世界的に女性の罹患するがん (悪性腫瘍) の中で最も多い疾患です. 国立研究開発法人国立がん研究センターがん対策情報センターの報告によると, 日本においては 2020 年予測値で乳がん罹患数が 92,900 人, 乳がん死亡数が 15,500 人とされています. 欧米と比べて日本の乳がん罹患率や死亡率は低いものの, 罹患数, 死亡数とも年々増加しており, とくに 40 歳代以降での乳がん罹患が多くみられます 図1-1 . 現在, 日本人の 9 人に 1 人が将来的に乳がんになると考えられています [1].

　乳がん死亡を減らすためには早期発見が有用と考えられていますが, 検診においては利益と不利益のバランスを考える必要があります. がんの早期発見では, 死亡の原因とならない病気を見つけたり治療したりする, 過剰診断 (Overdiagnosis) と呼ばれるものが含まれる可能性があります. 偽陽性(がんではないものを要精密検査とすること), X 線被ばくの影響, 検査受診の負担, なども不利益として考える必要があります [2].

　日本では乳がんの増加する 40 歳代以上の女性を対象として, 死亡率低減のエビデンスがあるマンモグラフィを用いた対策型検診 (国が自治体を通して行う, 集団全体の死亡率減少を目的として行われる検診) が行われています 表1-1 . 個人のがんの可能性を確認することを目的とした任意型検診においては, マンモグラフィだけでなく乳房超音波が併用されることもあります. HBOC (遺伝性乳がん卵巣がん症候群) のような乳がんのハイリスク群においては, 乳房 MRI を用いることもあります [3].

　検診や症状で乳がんが疑われる際には, 一般的にマンモグラフィと乳房超音波を行います. 画像で良性の可能性が高い場合には半年など一定の間隔をおいた再検査 (フォローアップ) や検診の継続が行われます. 悪性の可能性が考えられる場合には, 針生検や

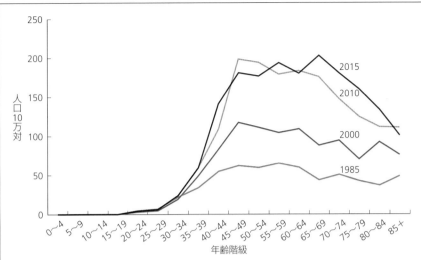

図 1-1 年齢階級別乳がん罹患率（人口 10 万対）高精度地域がん登録のがん罹患データ

乳がん罹患は 40 歳代後半から増え，近年は高齢者の乳がんが増えています．

表 1-1 対策型乳がん検診と任意型乳がん検診の違いについて

	対策型乳がん検診	任意型乳がん検診
目的	集団全体の乳がん死亡率を下げる	個人の乳がん死亡リスクを下げる
方法	マンモグラフィ	マンモグラフィ しばしば超音波が追加される
対象年齢	40 歳以上	定義なし
検診間隔	2 年に 1 回	定義なし（1 年に 1 回など）
費用	個人負担なし	個人負担や健保組合などが補助することあり

対策型検診とは，集団全体の死亡率減少を目的として行われる検診です．国が自治体を介して行っている対策型検診においては，限られた資源（税金）の中で利益と不利益のバランスを考慮する必要があり，死亡率低減のエビデンスがあるマンモグラフィを採用しています．個人のがんの可能性を確認することを目的とした任意型検診においては，マンモグラフィだけでなく乳房超音波が併用されることもあります．

細胞診による病理診断を行います．悪性，つまり乳がんと診断された際には手術や放射線，薬物療法の組み合わせによる治療が行われます [4)]．

2 乳房の解剖と乳腺疾患

Summary

1. 乳腺は実質（乳管や小葉）と間質（線維性組織など）に分かれ，乳がんは乳腺から発生する．

2. 乳がんは大きく分けて間質への浸潤をする浸潤がんと，浸潤のない非浸潤がん（多くは乳管の中だけにとどまる非浸潤性乳管がん）がある．

3. さらに，乳がんには多数の組織型や，ホルモン受容体・HER2 受容体などの異なるサブタイプが存在する．

4. 乳房にできる主な良性病変としては，**乳腺症**，**囊胞**，**線維腺腫**，**葉状腫瘍**，**乳管内乳頭腫**などがある．

乳房の解剖

　女性の乳房は涙型の形状を呈し，皮膚，脂肪，乳腺組織から構成されます．乳腺は 15～20 の腺葉（乳管が枝分かれして小葉に連続するもの）からなります．乳房を支持するクーパー靭帯があります．乳房の背側には大胸筋があります **図1-2** [5]．

乳腺疾患

　乳がんは乳腺から発生し，大きく分けると乳管の中だけにとどまる**非浸潤がん**と，乳管の外である間質へ浸潤する浸潤がんがあり，病理検査によって最終的に判断されます **図1-3** ．

　浸潤がんは複数の組織型に分類されますが，最も多いのが浸潤性乳管がん（IDC: Invasive Ductal Carcinoma）です．最近では**サブタイプ分類**が重視され，病理検体を免疫組織染色することで，ホルモン受容体であるエストロゲン受容体（ER）やプロゲステロン受容体（PgR），そして HER2 受容体の有無を判断し，これらの特徴からホルモン受容体が陽性のものをルミナール乳がん，HER2 陽性乳がん，いずれの受容体も陰性のトリプルネガティブ乳がんに分けて分類し，それぞれの分類によって治療方法を変えています．

　良性の乳腺病変では液体の貯留した囊胞や，良性の増殖性変化が見られる乳腺症，腫瘍としては最も多い線維腺腫，乳管や囊胞の内部に腫瘍ができる乳管内乳頭腫（増大することの多い葉状腫瘍）などがあります．これらは，画像だけでは良性・悪性の区別が難しいことがあります [6]．

JCOPY 498-16024

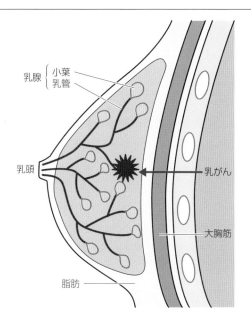

乳腺 {小葉 乳管

乳頭

乳がん

大胸筋

脂肪

図 1-2

悪性
- 非浸潤性乳管がん
 （DCIS: Ductal Carcinoma in Situ）

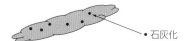

・石灰化

- 浸潤性乳管がん（IDC: Invasive Ductal Carcinoma）

石灰化

腺管形成型

充実型

硬性型

良性
・線維腺腫

乳管内乳頭腫

図 1-3 頻度の高い乳腺疾患

1 マンモグラフィの撮像, 乳房濃度

Summary

1. マンモグラフィとは乳房を圧迫して撮影する X 線撮影装置である.
2. 従来はアナログ式のフィルムや, カセッテを利用した CR システムが用いられていた. 最近はフラットパネル方式によるデジタル画像でのモニタ読影が増えている.
3. 通常は両側の乳房に対してそれぞれ, MLO (内外斜位方向) 撮影と CC (頭尾方向) 撮影の撮像を行う. 検診では MLO 方向のみの撮像となることもある.
4. 乳房内の脂肪, 乳腺組織の量によって, 乳房構成を 4 段階に分類する. 高濃度乳房では, 病変の検出能が低下することや, 乳がんリスクが高いことが知られている.

マンモグラフィとは圧迫, 固定した乳房における組織の放射線透過性の差をグレースケールで表示する X 線撮影装置です [2]. 従来はアナログ式のフィルムを用いた撮影や, カセッテを利用した Computed Radiography (CR) システムが用いられていました. 最近はフラットパネル方式が中心であり, デジタル画像を用いたモニタ読影が多くなっています. フラットパネル方式の場合, 画素サイズは 1 ピクセルあたり 50〜100μmm となり, 高精細な画像を表示するためには, マンモグラフィ読影に適合した 5M ピクセル (2560×2048 ドット) 以上で高輝度表示が可能なディスプレイが必要となります.

マンモグラフィの撮像では, 通常は両側の乳房に対してそれぞれ, MLO (内外斜位方向) 撮影と CC (頭尾方向) 撮影の合計 2 枚 (両方の乳房で合計 4 枚) の撮像を行うか, 検診では MLO のみの撮像となることもあります.

マンモグラフィでは X 線透過性の差によって病変や正常組織を見分けます, 脂肪や石灰化の区別は明確に行うことが可能ですが, 腫瘍や乳腺組織では X 線の透過性に大きな差はないため, 腫瘍が乳腺組織と重なっていると検出できないことがあります. このため, 乳房内の脂肪, 乳腺組織の量によって, 乳房構成を 4 段階に分類し, どの程度腫瘍があっても隠れてしまう可能性があるかを表記します 図2-1 . 高濃度乳房では, 非石灰化病変の検出能が低下するとともに, 乳がんリスクが高いことも知られています.

高濃度乳房 (いわゆる Dense Breast) は, 不均一高濃度と極めて高濃度を併せたものと定義されます. 高濃度乳房自体が乳がん発生のリスクファクターの一つであるとも

脂肪性	乳房が，ほぼ完全に脂肪に置き換えられているもの
乳腺散在	脂肪に置き換えられた乳房内に乳腺が散在している 乳腺内の脂肪が70～90%程度を目安とする
不均一高濃度	乳腺実質内に脂肪が混在し，不均一な濃度を呈するもの 乳腺内の脂肪が40～50%程度を目安とする
極めて高濃度	乳腺実質内に脂肪の混在はほとんどないもの 乳腺内の脂肪が10～20%程度を目安とする

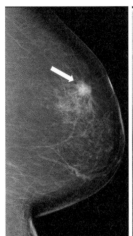 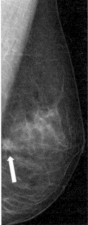 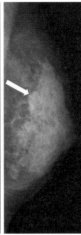 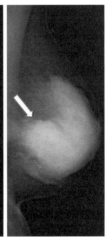

脂肪性　　　　　　乳腺散在　　　　不均一高濃度　　　極めて高濃度

図 2-1　乳房の構成の乳がんの検出

マンモグラフィ読影においては，乳房の構成について乳房内の乳腺実質の量と分布（脂肪の混在する程度）に関して4段階に分類して評価したものを記載します[2]．これは病変が正常乳腺に隠されてしまう危険性の程度を示すものです．

考えられています.

　高濃度乳房においてはマンモグラフィのみでの乳がん検出能は下がるため，乳がんを検出するためには超音波やトモシンセシス，乳房MRIなどによる補完的な検査が有用と考えられています．ただし，日本の任意型検診においては現時点では一律に乳房構成を受診者に伝える体制は整っていません．

　図は乳房の構成のそれぞれの分類の例を示したものです．いずれの症例も矢印の位置に乳がんが存在しているのですが，高濃度乳房（不均一高濃度および極めて高濃度）においては正常乳腺と区別して検出することが難しくなっています．

2 マンモグラフィの読影

Summary

1. マンモグラフィ読影では左右の画像の対比や，過去画像との比較によって異常を見つけることが基本となる.
2. 病変を見つけたら腫瘤，局所的非対称性陰影，石灰化，構築の乱れなどを評価して判断する.
3. 悪性の可能性がどの程度あるかによってカテゴリー判定を行う.
4. 欧米では BI-RADS を用いた判定が行われている.

マンモグラフィの読影方法

　マンモグラフィ読影は，MLO・CC を並べて左右の画像の対比を行うことや，過去画像との比較を行うことで異常を見つけることが基本となります[2].一般的な AI では単回の片側の画像内の病変検出のみを行うことが多く，人間の読影との大きな違いの一つです.

病変の判定

　病変を見つけたら**腫瘤，局所的非対称性陰影，石灰化，構築の乱れ**といった病変に分類し，それぞれについて評価を行います.例えば，腫瘤の場合は，形状および境界・辺縁の性状などから，悪性の可能性がどの程度あるかを考えます **図2-2**.不整形，境界不明瞭やスピキュラを伴う場合は，悪性の可能性が高いと考えられます.一方で，楕円形や円形で境界明瞭平滑に見えても，乳がんの一部（充実型の浸潤性乳管がんや，粘液がん，嚢胞内腫瘍など）の可能性も残るため，マンモグラフィで良性と確定することはできません.石灰化の場合は，乳管内の大きさを超えるような数 mm 以上の石灰化は良性石灰化と考えられます.微細な石灰化の場合は非浸潤性乳管がんをはじめとした乳管内病変の可能性があり，石灰化の形状と分布の組み合わせによって悪性の可能性が異なります.

カテゴリー判定

　検診や診断において，悪性の可能性がどの程度あるかによってカテゴリー判定を行います **表2-1**.検診と診断でカテゴリーの考え方が異なっていますが，検診においてはカテゴリー2 であっても必ず良性であるというわけではなく，その時点で精密検査は不要と考えられるという意味で使われています.

　診断の総合判定カテゴリー[7] は，欧米で用いられている **BI-RADS** カテゴリー[8] と同

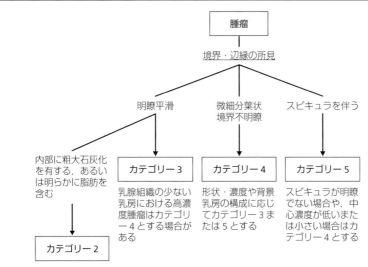

図 2-2　腫瘤の判別方法

粗大石灰化や明らかな脂肪を含む腫瘤はカテゴリー 2 として，良性と考えます．
境界明瞭平滑の場合は良性のことが多いものの，乳がんでもそのような形状を呈するものがあるためカテゴリー 3 となります．
スピキュラを伴い明らかに乳がんと考えられる場合は，カテゴリー 5 と判定します．

表 2-1　カテゴリー判定

検診カテゴリー	診断カテゴリー
カテゴリー 1: 異常なし	カテゴリー 1: 異常なし
カテゴリー 2: 所見はあるが精検不要	カテゴリー 2: 良性
カテゴリー 3: 良性の可能性が高いが悪性も否定できない	カテゴリー 3: 良性の可能性が高いが悪性も否定できない
カテゴリー 4: 悪性の可能性が高い	カテゴリー 4: 悪性の可能性が高い
カテゴリー 5: ほぼ乳がんと考えられる	カテゴリー 5: ほぼ乳がんと考えられる

診断カテゴリーではカテゴリー 3 は経過観察（通常は 6 カ月後の再検査），カテゴリー 4 と 5 は生検（針生検）による診断が推奨されます．

義であると考えられています．

石灰化の判別方法

　　石灰化は，明らかな良性石灰化と，良悪性の鑑別を要する石灰化に分類されます．

　　良悪性の鑑別を要する石灰化では，石灰化の形態と分布の組み合わせによって悪性の
可能性を判定します[2]．例えば，区域性の淡く不明瞭な石灰化はカテゴリー 4 となり，
非浸潤性乳管がんを第一に疑います．

3 マンモグラフィの AI

Summary

1. ディープラーニングを用いた製品が海外では商品化されており，病変検出や質的診断を行うことができる．
2. 日本人のデータを用いた AI の開発が望まれる．
3. 乳房濃度を判定する AI も開発されている．

従来型 CAD

マンモグラフィ用の AI としては，従来型 CAD と呼ばれる **CADe** に相当するものが以前から存在しており，日本でも製品化されています[9]．これは，マンモグラフィ画像に対してコンピュータによる画像解析を行うことで，石灰化や腫瘤などの病変の候補となるものを検出して表示する機能を有するものです 図2-3 ．主に，読影の見落としを防ぐために役立つと考えられています．一方で，病変でないものも含めて病変の候補として拾いすぎることや，特別な助成の制度や保険診療上の点数などもなかったことから，日本での導入は米国のようには進んではいません．

ディープラーニングを用いた AI 診断

近年は**ディープラーニング**を用いた AI が発達し，多量の教師画像をもとにトレーニングされたマンモグラフィ用の AI では読影医師と同等以上の感度・特異度を示したものがあることが発表されています[10]．既に，海外では製品化されているものもあり，病変を検出して部位を提示する機能だけでなく，どの程度の悪性の可能性が考えられるかを提示するものや，乳房全体の病変の可能性ごとにリスクがあるかを提示する機能などが搭載されたものがあります 図2-3 ．今後，日本人のデータを用いた AI が開発され，使用できることが望まれます[11, 12]．

乳房濃度を判定する AI

マンモグラフィ用の AI としては診断や診断の補助を行うだけでなく，乳房の構成・乳房濃度を計測あるいは判定してくれるものも存在しています 図2-3 ．人間が読影すると読影医師によって乳房構成の判定に違いが出る可能性がありますが，機械が乳房構成を適切に判断することによって追加の検査が必要となる判断を客観的に行うことができると考えられています．

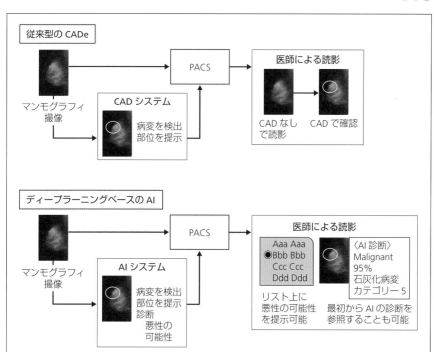

図 2-3 従来型の CADe と，ディープラーニングベースの AI 読影のイメージ

従来型の CADe では，撮像されたマンモグラフィ画像を読影用の PACS に送信するとともに，CAD システムにも送信します．CAD システムでは病変の候補となるものをアルゴリズム・ベースの AI によって判定し，その結果を関心領域にマークをつける等の形式で PACS に送信します．読影医師は，画像ビューアにて PACS からマンモグラフィを呼び出して通常の読影を行い，その後に CAD システムから送られた病変の候補をチェックすることで見逃しを防ぐことができます．

ディープラーニングを用いた AI システムでも，撮像されたマンモグラフィ画像を読影用の PACS に送信するとともに，AI システムにも送信します．読影の際には，AI が診断した結果を先に見てから読影するのか，あとからダブルチェックのために用いるのかを選ぶことが可能です．AI による診断が行われるため，特異度の低下につながるような病変の候補が多数出てくることは一般的にありません．また，診断の結果がカテゴリーや，良性・悪性の可能性を提示する形で表示されます．システムによっては，患者リスト上で患者ごとのリスクを表示することもでき，読影の順番を決めることも可能と思われます．

4 乳房トモシンセシスの AI

Summary

1. 乳房トモシンセシスとは，マンモグラフィ撮像を複数の方向から行って断層画像を得るものであり，3D マンモグラフィとも呼ばれることがある.
2. 乳腺の重なりか病変かの判別がしやすくなることで，病変の検出能の向上や，偽陽性の低減に有用と考えられている.
3. 通常の 2D 撮像に加えることで被ばくも増加するため，3D の画像から合成 2D 画像を作って 2D 撮像の代用にする試みがある.
4. 乳房トモシンセシスの診断 AI も開発されている.

乳房トモシンセシスとは

　乳房トモシンセシス（Digital Breast Tomosynthesis: DBT）は通常のマンモグラフィ撮像と同様の圧迫状態で X 線菅球を回転させて複数回の低線量撮影を行い，断層画像を再構成作成する手法です[2]．通常のマンモグラフィを 2D と呼び，乳房トモシンセシスを 3D マンモグラフィと呼ぶことがあります．DBT を利用することで，2D 撮像では乳腺の重なりか病変かの判別がしやすくなり，病変の検出能の向上や，偽陽性の低減に有用と考えられています．高濃度乳房においては特に，DBT を用いることで乳腺組織と腫瘤の区別が容易になることに期待されます．また，脂肪性や乳腺散在の乳房の構成においても，比較的低濃度の腫瘤が明瞭となることや，辺縁像が正確に判断できることで病変かどうかの判別に役立つことがあります．石灰化については，分布はわかりやすくなるものの，形状自体の評価能が向上することは乏しいと考えられています．実際に，検診において乳がんの検出能が向上し，偽陽性や Call Back（要精密検査とする数）が減少するということが報告されています．

　機器によって違いはありますが，1mm スライス間隔での画像再構成ができるものが多く，圧迫時に 4cm の乳房であれば 40 枚程度の画像が得られます．したがって，保存・転送する画像容量が大幅に増えることも懸念点の一つとなっています．DBT を追加する分の X 線被ばくが増加することがデメリットの一つであり，DBT の画像を合成して 2D 像を作ることで通常のマンモグラフィ撮像を省略する試みもあります．

乳房トモシンセシスの AI 診断

　乳房トモシンセシスを対象としたディープラーニングを用いた AI も開発，商品化さ

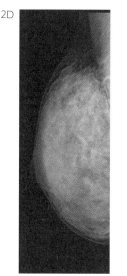
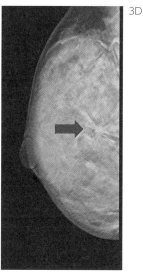

2D 3D

図 2-4 乳房トモシンセシスで検出された病変

症例は 40 歳代女性の検診受診例．極めて高濃度の乳房構成を呈しており 2D（通常のマンモ
グラフィ）では異常を指摘することは困難です．3D（トモシンセシス）ではスピキュラを伴
う腫瘤が明瞭に同定でき，その後針生検によって浸潤性乳管がん（硬性型）と診断されました．
このように，トモシンセシスを用いることで，2D では検出できない乳がんを検出できること
があり，乳がんの検出感度の向上につながると考えられています．また，2D では疑わしく見
えても，トモシンセシスによって正常乳腺組織であることが確認できることによって，特異度
を上げること，つまり不要な精密検査を減らすことができると考えられています．

れています．多くの断層画像を取り扱うため，見逃しなく病変を検出することができ
ることに役立つと思われるとともに，ワークフローを改善することにも期待されます
図 2-4．また，トモシンセシスの特性を活かして 2D のみのマンモグラフィよりもさら
に診断能が向上，特異度も向上することにも期待されます．

マンモグラフィの**被ばく**について

臨床データに基づく平均乳腺線量の 75％値は，2D マンモグラフィでは 1.4mGy，3D
（トモシンセシス）では平均乳腺線量 1.5mGy と報告されています．マンモグラフィで
の被ばくによる死亡の増加は，40 歳以上で検診を受け始めた場合，10 万人あたり 2〜
11 人と推定されています．40 歳以上での検診のリスクは十分に低いと考えられますが，
乳がんの少ない 20 代での検診でのマンモグラフィ撮影は許容されないことがガイド
ラインで明記されています[2]．

乳房超音波の撮像と診断

Summary

1. **乳房超音波**では通常 12MHz 以上の高周波数帯域を含むリニアプローブを用い，両側の乳房についてスキャンを行う．
2. 乳房構成に依存せず，腫瘤や非腫瘤性病変の検出ができることが特徴だが，再現性や検査者の技能に依存する点が問題となる．
3. 全乳房スキャン装置では再現性が向上し，術者依存の低減に有用と考えられる．
4. 腫瘤と非腫瘤性病変に分けて病変の性状を判定し，診断およびカテゴリー判定を行う．
5. マンモグラフィと超音波を併用する際には，総合判定が重要となる．

乳房超音波装置と撮像

　超音波は生体内における超音波の伝搬・減衰（吸収，反射，散乱，屈折，回折など）による組織の違いを画像化するものです[5]．乳房超音波では一般的に 12MHz 以上の高周波数帯域を含むリニア型プローブ（探触子）を用います．両側の乳房について B モードでのスキャンを行い，プローブを縦方向と横方向それぞれ観察断面に隙間が生じないよう少しずつ経路をずらして走査し，ときに放射状の走査を行います．通常は検出された病変やいくつかの正常部位を画像記録しますが，動画での画像保存も可能です．

乳房超音波診断

　乳房超音波で病変を検出した際には，腫瘤 図3-1 と非腫瘤性病変 図3-2 に分けて病変の性状を判定し，診断およびカテゴリー判定を行います．超音波が皮膚に対して垂直に入射しなければ良好な画質が得られず，病変でないものを低エコーに描出してしまうこともあります．乳房超音波は乳房構成に依存せず腫瘤や非腫瘤性病変の検出ができることが特徴の一つですが，再現性や検査者の技能に依存する点が問題となります．

　位置センサーを用いてスキャンされた部位を自動保存する装置や，全乳房を自動スキャンする装置（自動式乳房超音波装置，Automated Breast Ultrasonography: **ABUS**）といったものも登場しており，再現性が向上し，術者依存の低減に有用と考えられています[13]．一方，得られた多数の画像を扱うためには，読影の負担も大きく，AI の有効活用が求められています．

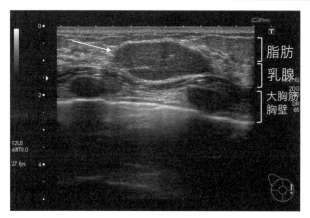

図 3-1　腫瘤（良性）

20歳代女性．右乳房内側に境界明瞭平滑な低エコー腫瘤（矢印）を認める．線維腺腫と診断された．

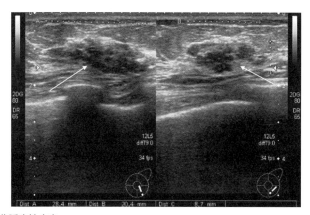

図 3-2　非腫瘤性病変

50歳代女性，左乳房外側下部に低エコーを呈する非腫瘤性病変（矢印）がある．非浸潤性乳管がん（DCIS）であった．

乳房超音波とマンモグラフィ

　日本国内で行われた超音波検査による乳がん検診のランダム化比較試験（J-START）の結果が 2015 年に発表され，超音波の乳がん検出能がマンモグラフィより多かったことが報告されています．しかし，死亡率低減効果は未だ不明であり，検査を増やしてそれぞれの独立判定を行うと偽陽性が増加します．したがって，マンモグラフィと超音波を併用する際には，それぞれの長所を活かした総合判定を行うことが重要と考えられています．

2 乳房超音波の AI

Summary

1. 乳房超音波の AI 診断としては，静止画だけでなく動画も扱うことがある．
2. 病変を検出することと，病変の良悪性診断・質的診断の用途が考えられる．
3. 再現性や客観性を高めるためには，全乳房スキャン装置と組み合わせることや，画像スキャンと同時に部位を磁気センサーなどで保存する仕組みが検討されている．

　乳房超音波の AI 診断は，検査の再現性や客観性を高め，術者依存をなくすために重要です[14, 15]．もれなくスキャンする技術をカバーするためには，全乳房スキャン装置と組み合わせることや，画像スキャンと同時に部位を磁気センサーなどで保存する仕組みがあり，これらの技術と AI を併用することも検討されています．

　すでに，乳房超音波の AI としては，複数の装置が海外を含めて製品化されていますが，主に病変検出を行う **CADe** 図3-3 と，病変の良悪性判定を行う **CADx**，そしてそれらを複合したものがあります．

　病変検出においては，リアルタイムな撮像や動画あるいは複数の画像に対して，疑わしい病変がある画像全体や，画像内の病変を囲って提示することが求められます．リアルタイム処理のためには，ディープラーニングベースのものよりもコンピュータの負荷が小さいことが多いアルゴリズムベースの AI が用いられることもあります．

　病変の良悪性判断においては，**ディープラーニング**の技術が用いられます 図3-4 ．良悪性の可能性の程度によって，カテゴリー判断を行うことも可能となります．指定した画像に対して，あるいは画像内の一部の範囲についての判定を行うことができるものがあります．

　この他，超音波 AI の研究や開発も国内外で多く行われています[16, 17]．病変の検出だけでなく，**GAN** を利用した画像生成の研究もあり（Ⅱ-7 参照），超音波画像から良性や悪性の擬似症例を作り出すことや，良性から悪性までのスペクトラム画像を作り出すことの取り組みがあります[18]．

　研究レベルにおいては，良悪性判別においては専門医の診断能と同等以上であることが報告されています．一方で，読影医が正答し，AI が誤答することもあります．AI による診断にどのような特徴があり，検査・読影フローの中でどのように用いていくか，これから十分に検討していく必要があります．

JCOPY 498-16024

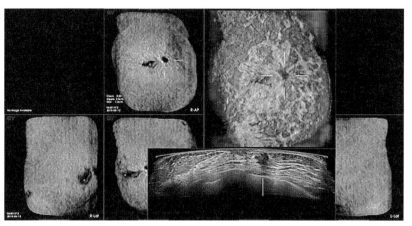

図 3-3 3D 自動超音波画像の CADe（QV-CAD 社）

ABUS で撮像された乳房超音波の冠状断像と軸位断像のそれぞれにおいて，乳がんを疑う領域を CAD が検出して，示しています．
（https://www.qviewmedical.com/copy-of-testimonials-1 より）

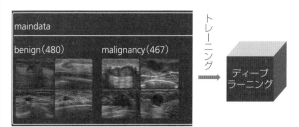

良性 100%

Inspection Result

rank	name	score
1	benign	100.0%
2	malignancy	0.0%

Inspection Result

rank	name	score
1	malignancy	100.0%
2	benign	0.0%

悪性 100%

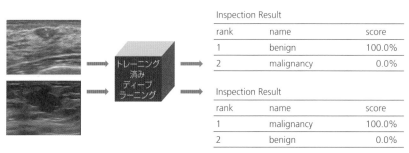

図 3-4 乳房超音波画像のディープラーニング開発

1. 良性（Benign）および悪性（Malignancy）の乳腺腫瘤の画像をそれぞれのフォルダに入れ，それらをディープラーニングによってコンピュータに学習させます．
2. 学習したコンピュータに画像を入力すると，良性か悪性かの可能性を提示することができるようになります．

（画像提供：東京医科歯科大学 藤岡友之先生）

ドプラ法とエラストグラフィ

Summary

1. 乳房超音波では**ドプラ法**での血流評価やエラストグラフィによる硬さの評価が可能であり, これらについての AI 研究も行われている.
2. 微細な血流を検出する技術や, 超音波造影剤を用いた血流評価も行われている.
3. エラストグラフィには大きく分けて, 画像の歪みを利用した Strain Elastography と, せん断波を利用した Shear Wave Elastography がある.

血流評価 図 3-5

　乳房超音波では, 検出した病変に対してドプラ法を用いた血流の評価を行うことが可能です[5]. 主に用いられるのは血流速度分布をカラー表示するカラー・ドプラ法や, 血流量をカラー表示するパワー・ドプラ法です. 病変が血流を有することがわかれば, 細胞成分を伴っていると考えられます. 血流の多寡や流入パターンによって良悪性判別にも役立つと考えられています. 低い流速の評価には限りがあり, また, 正常組織の動きやノイズなども拾ってしまうため, 適切にゲインなどを調整することが必要です.

　超音波造影剤を用いた血流解析も可能となっています. 現在用いられるものは微小気泡を用いてリアルタイムに毛細血管への血流を見ることができるものです.

エラストグラフィ 図 3-6

　進行した乳がんの多くが触診で硬く触れるように, 硬さの評価は良悪性の評価において重要です. 画像によって硬さを評価可能にしたものがエラストグラフィで, 2 つの方法があります[5]. Strain Elastography 図 3-7 では用手的圧迫もしくは生体の拍動で生じた組織内部の歪みを測定し, 歪みの乏しい硬い部分を青く, 歪みの生じる軟らかい部分を赤く表示します (装置や表示条件にもよります). Shear Wave Elastography では臓器等内部に生じたせん断波 (Shear Wave) の伝搬速度を計測し, 組織の硬さを評価することができるもので, これらの硬さの評価を行うことによって, 良性か悪性かの鑑別や, 浸潤がんと非浸潤がんの鑑別, 治療効果判定などに用いることが期待されています.

血流や硬さと AI

　B モード単独よりも血流や硬さの情報を合わせることで診断能が向上するため, AI を用いてドプラ法やエラストグラフィの診断を行う試みも研究されています[19].

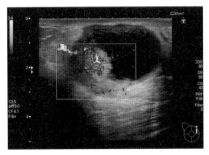

図 3-5 40 歳代女性，内部壊死を伴う浸潤性乳管がん

パワー・ドプラ法にて，充実部に一致した血流が見られました．

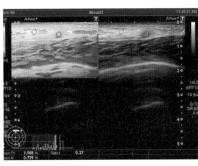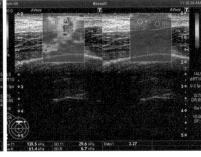

図 3-6 40 歳代女性，浸潤性乳管がん

Strain Elastography では腫瘤部分は青色（硬い）に表示され内部に歪みが見られず，Shear
Wave Elastography では赤色（硬い）に表示されています．

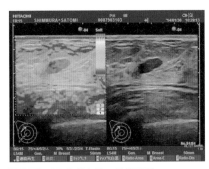

図 3-7 30 歳代女性，線維腺腫

Strain Elastography では，腫瘤内に歪みが見られ，軟らかい腫瘍であることがわかります．

1　乳房 MRI の撮像と読影

Summary

1. 乳房造影 MRI は最も診断能の高い画像診断と考えられている.
2. 乳房専用コイルを用いて，うつ伏せでの撮像が行われる.
3. 正常の乳腺組織も造影され，背景乳腺の増強効果（Background Parenchymal Enhancement: BPE）として評価する.
4. 病変は腫瘤（Mass），非腫瘤性病変（Non-Mass Enhancement），点状の増強効果（Focus）の 3 種類に分類する.

乳房 MRI の撮影

　乳房造影 MRI は，乳がんの診断において最も診断能の高い画像診断と考えられています **図4-1** [3]．日本では，多くは乳がん術前の広がり診断目的で用いられています．欧米では乳がんハイリスク群に対するスクリーニングに対して多く用いられています.

　撮像は乳房専用コイルを用いて，**造影剤**（ガドリニウム製剤）を静脈注射して行います．MRI は大きな磁石の中に入る検査なので，体内金属などについての安全性確認が必要となります．また，薬剤による副作用が出ることがあるので，アレルギー歴などのリスクを確認して行う必要があります．乳房 MRI はうつ伏せで両側乳房を同時に撮像しますが，手術や超音波の際の体位とは病変の位置が異なって描出されることに注意が必要です.

　乳房 MRI では造影早期相（造影剤投与後 2 分以内）が乳がんの増強効果が最も強く，病変の検出に有用です．質的な診断のためには，複数のシーケンスの撮像を行います.

　欧米を中心に，検診であれば造影前と造影早期相のみを撮像する **Abbreviated MRI** が提唱されており，撮像，読影ともに大幅な時間短縮ができますが，特異度が下がることが懸念されます [20]．最新の MRI 装置では，高速に高分解能のスキャンすることが可能であり，造影剤を投与後に乳房の全スライスを 5 秒程度でのスキャンを 1 分程度まで繰り返す **Ultrafast Dynamic MRI** が登場し，病変の検出とともに質的診断が可能であり，診断能の向上と時間短縮を同時に行えるメリットがあると考えられています [21].

乳房 MRI の読影

　乳房 MRI ではホルモンの影響によって正常の乳腺組織も造影されます．これらは **BPE**（Background Parenchymal Enhancement）と呼ばれ，個人差や月経周期によって異

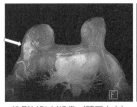 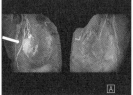 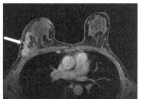

造影MRI MIP像（頭尾方向）　　造影MRI MIP像（前後方向）　　造影MRI　軸位断面像

図4-1 40歳代女性，右乳がん

乳房外側に多発する浸潤がんと乳管内病変が描出されている．

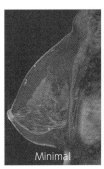 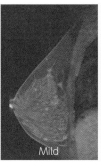 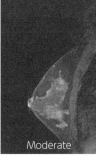 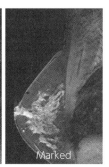

Minimal　　　　　　Mild　　　　　　Moderate　　　　　　Marked

図4-2 BPE（Background Parenchymal Enhancement）：背景乳腺の増強効果

正常の乳腺組織（Fibroglandular Tissue）がホルモンの影響によって増強効果を呈することが知られており，造影早期相で評価して4つのパターンに分類します．BPEが強いと，背景乳腺に病変が埋もれてわからないことがあります．

なっています．BPEは異常所見ではないので，造影早期相で評価して4つのパターン（Minimal, Mild, Moderate, Marked）に分類します[8]．BPEが強いと，小さな病変は埋もれてわからなくなることがあります **図4-2** ．BPEは月経開始後7～14日が最も弱いことが多いと考えられています．

　病変は腫瘤（Mass），非腫瘤性病変（Non-Mass Enhancement），非特異的な点状の増強効果であるFocusの3種類に分類し，それぞれ形状や造影パターンをもとに評価し，カテゴリー判定を行います．

　MRIで検出され悪性を疑う病変に対しては，超音波検査での確認（Target UltrasoundやSecond Look Ultrasoundと呼ばれる）を行って生検の対象とすることや，超音波で見えない際にはMRIガイド下生検が必要となることがあります．

2　乳房 MRI と AI

Summary

1. 乳房 MRI 診断の AI としては，画質の改善，病変の検出，質的診断などに用いられる.
2. 造影 Dynamic Study の解析にも AI を用いたものがある.

近年，MRI の画質の改善に AI 技術が用いられています[22]．ディープラーニングを用いて低画質の入力画像と高画質の教師画像を学習させることで，臨床画像でのノイズ除去や高画質化を行うものが製品として利用されています．

乳房 MRI では造影ダイナミックスタディによって得られた病変の Time Intensity Curve を良悪性質的判断の参考にします．これを補助する CAD が従来から存在していますが，最近では，造影フェーズごとの位置ずれ補正や，Time Intensity Curve の詳細な分析・解析，詳細なパラメータ・マップ像作成やこれに基づく病変検出まで AI で行うものが開発されています．

病変の検出や質的診断にも AI を用いることが期待されます 図 4-3 図 4-4 図 4-5[23]．用いる画像としては，ダイナミック MRI のシリーズ画像や，早期相のみ，あるいは MIP 像のみでの判別も試みられています．良悪性の判別やカテゴリー判定だけでなく，サブタイプ予測や治療効果予測に用いられることにも期待されます．拡散強調画像など非造影の MRI を用いた AI の開発・研究も行われており，将来的には造影剤を使わないで検査ができるようになることにも期待されます．

ハイリスク群に対しての造影乳房 MRI サーベイランス

日本でも，*BRCA1/2* 遺伝子変異を有する女性に対しての造影乳房 MRI サーベイランスが行われ始めています[4]．MRI で検出された病変の良性〜悪性の可能性については，形状や造影パターンだけでなく，もともとのリスクによっても異なります．したがって，乳がんの術前の検査と，ハイリスク群における検査においてでは，病変のカテゴリー判定をリスクに応じて考える必要があります．このようなリスクの考え方は，AI を診断に応用する際にも，重要なポイントになると思われます．

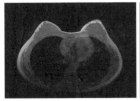
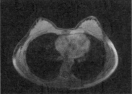
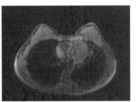

脂肪抑制なしT1強調像 　　　　脂肪抑制T1強調像 　　　　　AIで作成した画像

図4-3 AI によって脂肪抑制なし画像から脂肪抑制画像を作る取り組み

脂肪抑制のない画像と脂肪抑制画像の組み合わせを AI に学習させることで，脂肪抑制のない画像から AI が脂肪抑制画像を作り出している[24]．
（画像提供：東京医科歯科大学　森美央先生）

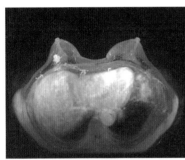
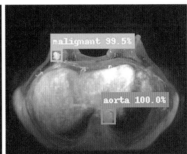

図4-4 AI による乳がんの検出と良悪性判断

造影 MIP 像から AI が右乳房の腫瘤を検出し，悪性の判定を行っている．大動脈（aorta）も検出している[25]．
（画像提供：東京医科歯科大学　藤岡友之先生）

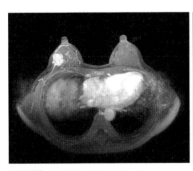
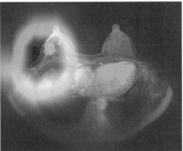

図4-5 判定の根拠を示す AI

AI が悪性と判定した症例．Grad-CAM により AI が関心領域としたのが右乳房であることが示されている（右図）．
AI は**ブラックボックス**で判定根拠がわからないといわれていたが，最近は判定の根拠を示す AI も登場している[26]．
（画像提供：東京医科歯科大学　藤岡友之先生）

3 その他の乳房画像診断

Summary

1. 乳房専用のPET装置があり, 乳房MRIと同程度の高い診断能が報告されている.
2. 造影マンモグラフィも, 高い診断能が報告されている.
3. 超音波CT, 光超音波, マイクロ波などを用いた次世代の乳房撮像装置が開発されている.

FDG-PET / CT や乳房専用 PET

　FDG-PET は ^{18}F-FDG というブドウ糖類似の放射線医薬品を用いて, がん細胞の代謝を画像化するものです. 近年は CT と組み合わせた PET／CT が主流となり, 全身の転移検索や任意型のがん検診などで用いられています[4, 27]. 全身用の PET 装置では小さな乳がんの検出には限度がありましたが, 乳房専用の PET 装置の登場 図4-6 により空間分解能が向上し, 乳房 MRI と同程度の診断能があることが報告されています[28]. 乳房専用 PET は乳がんの広がり診断や, 治療効果判定に用いることに期待されています.

造影マンモグラフィ

　造影マンモグラフィ 図4-7 は, 造影剤を静脈から投与の後, 高エネルギーと低エネルギーの乳房撮影をほぼ同時に行い, ヨードの X 線特性を利用して差分画像を作成するものです. 背景乳腺信号を抑制することで, 新生血管や間質への造影剤流入のみを描出することが可能となります. 造影 MRI と同程度の診断能が得られると報告されており, 撮像や読影が比較的簡易なことも利点と考えられています[29, 30].

次世代の乳がん画像診断支援装置の開発

　超音波プローブをリング状に配列して断層像を作成する**超音波 CT** 図4-8, 光超音波を利用した装置や, **マイクロ波**を用いた乳房撮像装置が開発され, 臨床試験を通じて実用化の段階に入っています[31]. このような新規の画像診断技術を用いる際には, 読影方法に習熟するまでのトレーニングが必要となるとともに, 習熟するまでのラーニング・カーブがあると考えられます. AI を用いることで, 一定レベルの診断を担保できることも大事だと思われます.

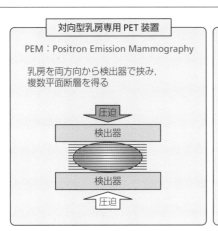
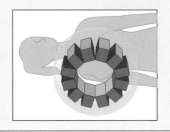

対向型乳房専用 PET 装置	リング型乳房専用 PET 装置
PEM：Positron Emission Mammography	マンモ PET：Mammo-PET
乳房を両方向から検出器で挟み，複数平面断層を得る	全身用 PET 装置と同じように，円周上に検出器を配して，乳房の断層画像を得る

図 4-6　乳房専用 PET の原理

現在乳房専用 PET には，対向型の検出器を用いて乳房を挟む（圧迫はないか，軽くのみ）装置と，リング型の検出器を用いる装置の 2 種類が存在しています．

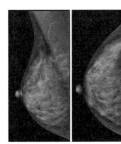
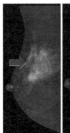

マンモグラフィ
（右MLO・右CC）

造影マンモグラフィ
（右MLO・右CC）

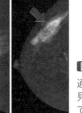

図 4-7　造影マンモグラフィ

通常のマンモグラフィでは病変は見えないが，造影マンモグラフィでは乳がんの広がりが確認できる．（画像提供：GE ヘルスケア株式会社）

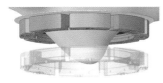
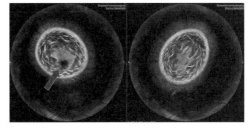

リングアレイと撮像のイメージ

リングエコーの断面画像　右乳がん（矢印）

図 4-8　リングエコー装置のイメージと画像

乳房を片方ずつ水槽内に挿入すると，リング型振動子アレイから超音波が送信されてスキャンが行われる．断面ごとに合成された断層画像が得られることで，再現性の高いスキャンが実現します．（株式会社 LilyMedtech 提供）

治療効果判定と予後予測

Summary

1. 乳がんに対する薬物療法は術前にも行われ，画像での適切な**治療効果判定**が必要となる．
2. 乳がんの治療効果には，MRI や超音波が多く用いられる．
3. MRI や PET を用いて，治療開始後早期に効果予測することも検討されている．
4. 画像をデータとして分析する Radiomics や Radiogenomics の手法が研究されている．

乳がんの薬物療法と画像診断

　乳がんに対する薬物療法は手術の後に行われることもありますが，手術前に行うことで生体内での薬物の効果を見ることができることや，腫瘍が縮小することで乳房温存療法を行える可能性が上がるといったメリットがあります [4]．術前薬物療法を行う際には，増悪した場合には早期に検出を行って治療方法を変更することや，病変が消失したかどうかを画像で適切に治療効果判定する必要があります 図 4-9 ．客観的な治療効果判定のためには MRI が有用と考えられますが，乳房画像診断では簡便に外来での使用ができる超音波も用いられます．

　MRI や PET では大きさの変化だけでなく血流や代謝の情報を評価することができるため，治療開始後の早期に効果を予測する早期治療効果判定の試みもあります．

　この他，転移・再発乳がんにおいても，薬物療法を行う上で全身の画像診断（CT やPET／CT）での効果判定が必要となり，治療前（ベースライン）の画像を元にして病変の変化を記録して判定を行います．

Radiomics・Radiogenomics の時代

　医用画像は人が見れば Picture かもしれませんが，コンピュータから見ればいずれもデータとして扱われます．画像をデータとしてテクスチャ解析などを用いて分析するRadiomics（Radiology と Omics（多量の情報を系統的に扱う科学）を組み合わせた造語）図 4-10 ，あるいはそれに遺伝子（ゲノム）情報を組み合わせる Radiogenomicsの手法も研究されており，良悪性の判別だけでなく，乳がんのサブタイプ解析や予後解析にもこれらの手法が用いられています [32]．Radiomics ではどのパラメータを用いるかなどに人の介入が必要となる点がディープラーニングを用いる予測と異なっていま

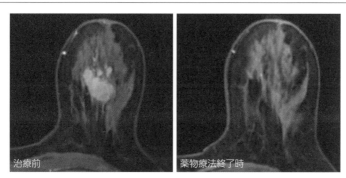

図 4-9 乳がんの治療効果判定

50歳代女性，HER2陽性乳がんに対して術前の薬物療法を施行した症例．治療前には多発する増強効果を呈する腫瘤が見られるが，薬物療法終了時には増強効果は消失していた．手術にて，病理学的寛解（pCR: pathological Complete Remission）が確認された．

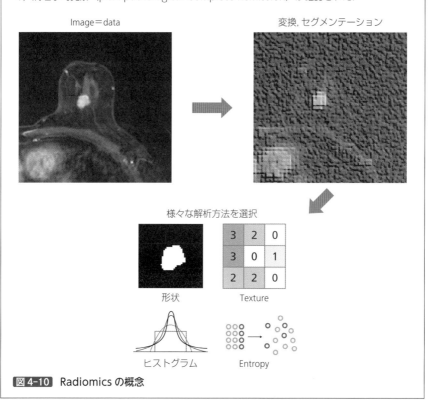

図 4-10 Radiomics の概念

す．最近ではこのような研究でも，ディープラーニングをはじめとした AI を用いられることが増えています．

1 AI vs 医師 vs 医師 + AI

Summary

1. 乳房画像診断は AI に適している.
2. AI first か, Dr first か?
3. 画像診断の責任とは何か?

AI に乳房画像診断ができるか

　乳房は他の様々な臓器よりも解剖学的構造が複雑ではなく, シンプルに異質なものを拾い上げることで病変の候補を検出することができます. 乳腺病変の質的評価においては, 形状評価を優先した評価を行います. このような観点から, 乳房画像診断はコンピュータを用いて分析するのに向いていて, ディープラーニングを用いて AI を"教育する" (学習) のにも適していると考えられます. これまでの乳房画像診断の AI は人間と同等以上の成績を上げているものも多く報告されており 図 5-1 , 単に乳がんを検出するだけ, 単にカテゴリー判定を行うだけであれば, 今の AI が発展していけばごく一部のエキスパートの読影医を除いて確実に人間の読影を超えるレベルに達すると考えられます.

AI first か, Dr first か

　任意型検診のように, 限られた予算を効率的に使って最大限の効果を得ることが目的となる場合では, 読影医よりも AI を用いた方がコストの点でメリットが高いでしょう. AI を読影に用いることによりダブルチェックの役割を果たし, 診断能向上とともに医師の負担軽減ができると考えられています. AI に先読みさせてリスクの高い症例だけを読影に回すことで, 読影量自体を減らす取り組みも検討されています 表 5-1 .

　しかし, オランダのアンケート調査によると, AI のみでのマンモグラフィ読影を 78％の女性が望んでおらず, 二次読影のみ AI に行わせることも 25％の女性は望んでいないと報告されています [33]. AI に一次読影をさせるにしても二次読影を AI にさせるにしても, 読影医師が AI に頼り切って読影を適当にしてしまうようなら, 読影医師の必要がありません. アメリカの読影医へのアンケート調査では約 30％の放射線科医が臨床業務で AI を利用していると回答しています [34]. ただし, 今のところは読影の補助にとどまっていることが多いようです.

画像診断の責任とは

　人間における画像診断の責任とは, 一定以上の読影レベルを担保し, 真摯に読影を行

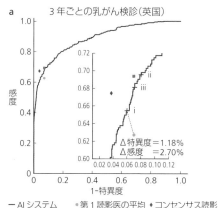

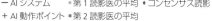

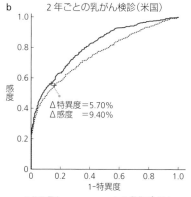

a
3年ごとの乳がん検診（英国）

b
2年ごとの乳がん検診（米国）

― AI システム　　●第 1 読影医の平均　◆コンセンサス読影
＋ AI 動作ポイント　■第 2 読影医の平均

― AI システム　　　　　＋ AI 動作ポイント
‥‥ 英国データで学習された　●第 1 読影医の平均
　　 AI システム

図 5-1 医師と同等以上の読影能力

Google 傘下の Deep Mind 社から発表された論文[10]では，以下のように発表されています．AI により，英国の症例では偽陽性を 1.18％，偽陰性を 2.70％減少させ，米国の症例では偽陽性を 5.70％，偽陰性を 9.40％減少させました．AI は読影医 2 名とほぼ同等以上の能力を有していました．

表 5-1 考えられる読影の手順

- 医師が読影した後に，従来型 CAD での検出病変をチェック
  - → 　CAD により見落としを防ぐ
- 医師が読影した後に，AI による二次読影を行う
  - → 　AI により見落としを防ぐだけでなく，偽陽性が増えるのを抑える
- 医師が画像と同時に AI の判定を見て読影
  - → 　実際には AI か医師のどちらかが少しは先に判断することになる
- AI が陽性としたもののみを医師が読影
  - → 　読影する件数を減らすことができるが，医師が見ていない画像が発生
- AI だけで読影完了

うことと思われます．マンモグラフィ読影や乳房超音波では講習会や試験が存在しており，試験に合格するためには十分なトレーニングが必要となります．見落としをしないだけでなく，偽陽性を出すことも受診者・患者の不利益となります．

　これまでの CAD では多くの偽陽性を出すことは許容されていましたが，これからの AI 診断では感度・特異度とも高く保たれることに期待されています．AI が一定の読影レベルを持つことが臨床試験などで示されるとともに，診療例での成績調査などが継続して行われることが望まれます．

2 未来の画像診断

Summary

1. 乳がんに対しての様々な検査やリスク層別化にも AI が用いられる.
2. AI にしか画像診断ができなくなる可能性がある.
3. 総合的な診断を行うことが大切.

乳がんの検出方法とリスクモデル

　乳がんを検出するための方法では，マンモグラフィ，超音波，MRI といった既存のモダリティの他，様々なモダリティが開発されています 図 5-2 . 画像診断装置だけでなく，リキッドバイオプシーといって血液や体液から採取した検体を用いて遺伝学的な検査を行い，乳がんの将来リスクや既にがんに罹患している可能性を示すことも開発が進んでいます. このような検査方法いずれにおいても，AI を用いた診断あるいは診断の補助ができると考えられています.

　乳がんのリスクは個人ごとに異なっており，遺伝学的な情報だけでなく，家族歴や月経歴，妊娠や出産の有無や年齢，生活様式などによるもの，高濃度乳房かどうかといったものが反映されます. 欧米などではこういったリスクについてリスクモデルが作られており，生涯の乳がん罹患リスクを算出し，それに基づいて適切な検診方法を検討することができます. 将来的には日本でもリスクモデルや遺伝学的情報も用いて，どのモダリティを選択すれば良いかがわかるようになることに期待されますし，複雑なリスクを判定するために AI の技術を用いることにも期待されます. 膨大な症例データベースの中から，類似する症例を検索し，検査方法や治療方針を提示することも AI の技術を用いて研究されています.

AI による診断はどこまで進むか

　AI による画像診断は被ばくや撮像時間などを減らす目的にも用いられます. 当面は，AI が画質補正を行い，そのうえで病変部位を指摘したり質的診断を行うことと思われます 図 5-3 . いずれ，短時間撮像や低被ばくの撮像で人間が見たらノイズだらけの画像でも，AI であれば判断できるようになるかもしれません. そうなると画像を見て診断する医師は不要になりそうです.

　画像診断においては，複数のモダリティを総合的に扱ったり，血液データやその他の患者情報も合わせて診断することが必要です. AI が単一のモダリティ診断を行うこと

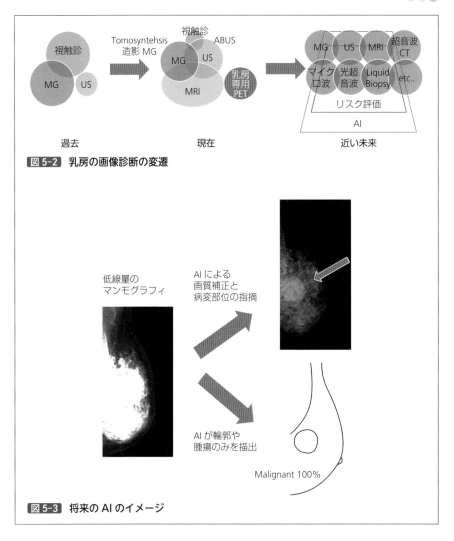

図5-2 乳房の画像診断の変遷

図5-3 将来のAIのイメージ

ができても，複合的な情報を集めて取り扱うインテリジェントハブとしての機能が必要
となり，今後の画像診断医の役割となるものと考えられます．しかし，複合的な情報の
処理ができるAIが登場すると，役割分担は変わってくることになるかもしれません．

【参考文献】

1) 国立がん研究センターがん情報サービス:「最新がん統計」.
   https://ganjoho.jp/reg_stat/statistics/stat/summary.html#a25
2) 日本医学放射線学会, 日本放射線技術学会. マンモグラフィガイドライン第4版. 医学書院; 2021.
3) 日本乳癌検診学会. MRI 検査マニュアル. 金原出版; 2021.
4) 日本乳癌学会. 乳癌診療ガイドライン 2018 年版. 金原出版; 2018.
5) 日本乳腺甲状腺超音波医学会. 乳房超音波診断ガイドライン改訂第4版. 南江堂; 2020.
6) 日本乳癌学会. 乳癌取扱い規約第18版. 金原出版; 2018.
7) 日本乳癌学会. 検診カテゴリーと診断カテゴリーに基づく乳がん検診精検報告書作成マニュアル. 金原出版; 2019.
8) American College of Radiology. Breast imaging reporting and data system (BI-RADS®) atlas. 5th ed. Reston, VA: 2013.
9) 藤田広志. 乳房画像診断における AI 応用の現状. 乳癌の臨床. 2021; 36: 7-17.
10) McKinney SM, Sieniek M, Godbole V, et al. International evaluation of an AI system for breast cancer screening. Nature. 2020; 577: 89-94.
11) 井上謙一. 乳房画像診断の AI 応用　マンモグラフィ. 乳癌の臨床. 2021; 36: 19-29.
12) 佐々木道郎, 戸崎光宏. 乳がん画像診断における AI の研究・開発の動向　マンモグラフィ. INNERVISION. 2020; 35(8): 62-65.
13) 吉田美和. 超音波診断装置の技術と臨床応用の動向　自動乳房超音波画像診断装置「Invenia ABUS」について. INNERVISION. 2020; 35(8): 37-39.
14) Fujioka T, Mori M, Kubota K, et al. The Utility of Deep Learning in Breast Ultrasonic Imaging: A Review. Diagnostics (Basel). 2020; 10: 1055.
15) 藤岡友之, 森　美央, 山鹿絵美, 他. 乳がん画像診断における AI の研究・開発の動向　超音波. INNERVISION. 2020; 35: 66-67.
16) 椎名　毅, 山川　誠. 人工知能の利活用を見据えた超音波画像データベース構築と AI 応用. 乳癌の臨床. 2021; 36: 39-46.
17) 林田　哲, 北川雄光. 乳房超音波 AI の実用化に向けた研究開発. 乳癌の臨床. 2021; 36: 31-37.
18) Fujioka T, Kubota K, Mori M, et al. Efficient Anomaly Detection with Generative Adversarial Network for Breast Ultrasound Imaging. Diagnostics (Basel). 2020; 10: 456.
19) Fujioka T, Katsuta L, Kubota K, et al. Classification of Breast Masses on Ultrasound Shear Wave Elastography using Convolutional Neural Networks. Ultrason Imaging. 2020; 42: 213-220.
20) Kuhl CK, Schrading S, Strobel K, et al. Abbreviated breast magnetic resonance imaging (MRI): first postcontrast subtracted images and maximum-intensity projection-a novel approach to breast cancer screening with MRI. J Clin Oncol. 2014; 32: 2304-2310.
21) Mann RM, Mus RD, van Zelst J, et al. A novel approach to contrast-enhanced breast magnetic resonance imaging for screening: high-resolution ultrafast dynamic imaging. Invest Radiol. 2014; 49: 579-85.
22) 山下裕市. AI を用いた MR 画像ノイズ除去技術 Deep Learning Reconstruction について. 医用画像情報学会雑誌. 2019; 36: 102-104.
23) Codari M, Schiaffino S, Sardanelli F, et al. Artificial intelligence for breast MRI in 2008-2018: A systematic mapping review. AJR Am J Roentgenol. 2019; 212: 280-292.

24） Mori M, Fujioka T, Katsuta L, et al. Feasibility of new fat suppression for breast MRI using pix2pix. Jpn J Radiol. 2020; 38: 1075-1081.

25） Adachi M, Fujioka T, Mori M, et al. Detection and diagnosis of breast cancer using artificial intelligence based assessment of maximum intensity projection dynamic contrast-enhanced magnetic resonance images. Diagnostics (Basel). 2020; 10: 330.

26） Fujioka T, Yashima Y, Oyama J, et al. Deep-learning approach with convolutional neural network for classification of maximum intensity projections of dynamic contrast-enhanced breast magnetic resonance imaging. Magn Reson Imaging. 2021; 75: 1-8.

27） 日本核医学会. FDG PET, PET/CT診療ガイドライン2020. http://jsnm.org/archives/4372/

28） 日本核医学会. 乳房専用 PET 診療ガイドライン 2019. http://jsnm.org/archives/759/

29） 結縁幸子. マンモグラフィの技術と臨床応用の動向と課題 造影マンモグラフィ. INNER-VISION. 2020; 35(8): 26-29.

30） 井手佳美. 画像診断技術の動向と臨床応用 造影マンモグラフィの臨床応用に向けた現状と将来展望. INNERVISION. 2019; 34(8): 40-42.

31） 乳がん診断支援装置審査 WG. 令和2年度次世代医療機器・再生医療等製品評価指標作成事業報告書. https://dmd.nihs.go.jp/jisedai/breast/

32） Gillies RJ, Kinahan PE, Hricak H. Radiomics: Images are more than pictures, they are data. Radiology. 2016; 278: 563-577.

33） Ongena YP, Yakar D, Haan M, et al. Artificial intelligence in screening mammography: A population survey of women's preferences. J Am Coll Radiol. 2021; 18(1 Pt A): 79-86.

34） Allen B, Agarwal S, Coombs L, et al. 2020 ACR data science institute artificial intelligence survey. J Am Coll Radiol. 2021 Apr 20: S1546-1440(21)00293-3. Online ahead of print.

35） 落谷孝広. 乳がん検診におけるリキッドバイオプシー. 日本乳癌検診学会誌. 2020; 29: 97-100.

索　引

【略 歴】

藤田広志（ふじた・ひろし）

岐阜大・院・工学研究科修了．工学博士（名古屋大）．シカゴ大学客員研究員等を経て，1995年より岐阜大学工学部／医学部教授．現在，岐阜大学工学部特任教授／名誉教授．電子情報通信学会フェロー，医用画像情報学会名誉会長．専門：計算機支援画像診断学．近著に，これだけでわかる！医療AI（編著，中外医学社）など多数．

寺本篤司（てらもと・あつし）

1996年名城大学理工学部電気電子工学科卒業．1998年同大学修士課程修了．2008年藤田医科大学医療科学部講師，2012年同大学准教授，2019年同大学教授．博士（工学）．医用画像情報学会常務理事・学会誌編集委員長，日本放射線技術学会等会員．人工知能の医療応用に関する研究に従事．著書に「はじめての医用画像ディープラーニング」「医用画像情報工学」など多数．

篠原範充（しのはら・のりみつ）

藤田保健衛生大・診療放射線技術学科卒業．岐阜大・工学研究科博士後期課程修了．博士（工学），診療放射線技師．2006年岐阜医療科学大・放射線技術学科講師，2020年同教授．乳房画像に関する画像処理，画像評価および精度管理に関する研究に従事．2000年より乳がん関連の講習会，講演会を通して医師，医療職の教育を実施．

久保田一徳（くぼた・かずのり）

東京医科歯科大卒，同大学院修了．医師．医学博士．放射線科専門医・放射線診断専門医，乳腺専門医，核医学専門医，超音波専門医，第一種放射線取扱主任者．東京医科歯科大学放射線診断科准教授，獨協医科大学放射線部教授を経て，2021年より獨協医科大学埼玉医療センター放射線科主任教授．

乳がん診療に活かす　やさしいAI入門　　Ⓒ

発　　行	2022年3月5日　1版1刷
編　　集	藤　田　広　志
著　　者	寺　本　篤　司
	篠　原　範　充
	久　保　田　一　徳
発行者	株式会社　中外医学社
	代表取締役　青　木　　滋
	〒162-0805　東京都新宿区矢来町62
	電　話　　(03)3268-2701(代)
	振替口座　　00190-1-98814番

印刷・製本／三和印刷(株)　　　　　　　＜MS・HO＞
ISBN978-4-498-16024-8　　　　　　Printed in Japan